その ふるえ・イップス 心因性では ありません

本態性振戦・局所性ジストニアのしくみと治療

東京女子医科大学脳神経外科臨床教授
平　孝臣

東京女子医科大学脳神経外科助教
堀澤士朗

法研

はじめに
～常識は覆り、病気の概念、治療は変化する～

私が脳神経外科の専門医資格を1988年に取得したと同時に、当時の上司と反りが合わず、二度とこの職場に戻るかと、英国へ飛び出したのがこの本の起源です。

当地では、本書のテーマである「ジストニア」について研究を命ぜられたのですが、「そんな病気、見たこともないし、日本では患者さんもまずいないだろうし、将来の役に立たないな」というのが正直な気持ちでした。それが1989年に国際学会で発表した「ジストニアに対する脳の視床手術は、手足のジストニア症状には非常に有効で、効果は持続し、副作用は永続しない」という今でも世界に通じる研究成果となりました。とはいえ、その後帰国してからは、そのような患者さんを見る機会はなく、時間だけが過ぎ、ジストニアのことはほとんど忘れかけていました。しかし、たまたま2001年にプロの漫画家で「書痙（しょけい）（手のジストニア）で仕事ができない、脳の手術をしてでも治したい」という方の診療に当たる機会がありました。その方は私も驚くほど手術直後から症状が改善し今でも活躍されています。医師として、たまたま出会った患者さんが自分の医師人生を決めてくれたという思いです。これを契機に、今ではジストニアの手術治療では世界で最も経験豊富といえるほどにジストニア診療に携わることになりました。すべて、一人一人の患者さんから多くのことを学ばせていただいたこと、多くのよき仲間に恵まれたこと、真実とは何かという課題をいつも突き詰めて考えてきたことなどによると思います。

イップスやふるえは長年「心の問題」とされてきましたが、現在では脳内の運動機能をつかさどる神経回路の機能的異常から起きるもので、脳の手術で劇的に改善することがわかってきました。病気の概念、治療は時代とともに大きく変化します。たとえばてんかんは、かつては薬物治療が中心でしたが、今では薬が効かなければ早期に手術が検討されます。最近話題になった脊髄空洞症も永らく原因不明とされていましたが、現在ではメカニズムが解明され手術治療が常識になっています。

また、手術や検査技術の進歩も目覚ましく、MRIやコンピューター、AI技術などの導入によって、1990年以前には丸一日かかった手術が、最近ではほぼ30分以内におこなえるようになっています。一方で昔の常識を覆し、真実を証明して、広く受け入れられるようになるには非常に時間がかかり、逆風も少なくありません。しかし、その間にも多くの患者さんが絶望感を抱いて路頭に迷っておられます。本書ではイップスといわれる症状の多くがジストニアという病気であること、緊張症や対人恐怖症といわれがちなふるえなどが、決してそうではないことをご説明し、最新の治療法を紹介しています。本書が患者さん方のお役に立ち、また患者さん自ら医学の常識を変えていくことにも貢献できればと願っています。

本書の共著者である堀澤士朗先生はこの領域の新進気鋭で、世界一と言っても過言でないほど日夜治療法の研究に従事しています。彼なくして本書はなかったでしょう。また、編集、出版に多大なご協力をいただいた法研の市田花子さん、オフィス201の柳井亜紀さんに心より感謝申し上げます。

2021年7月　平　孝臣

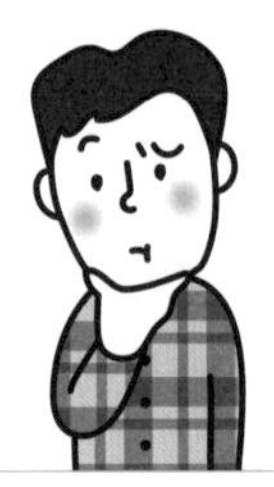

第1章

「イップス」とはなにか？

第2章 「ふるえ」が止まらない！

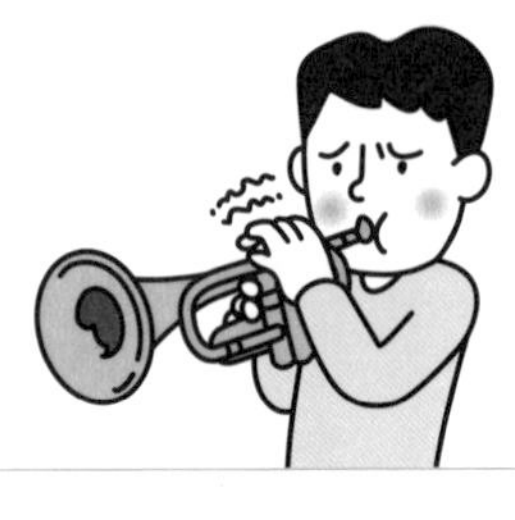
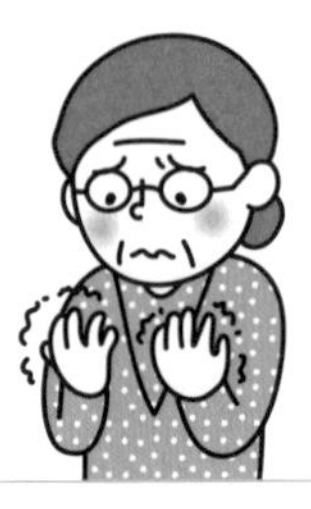

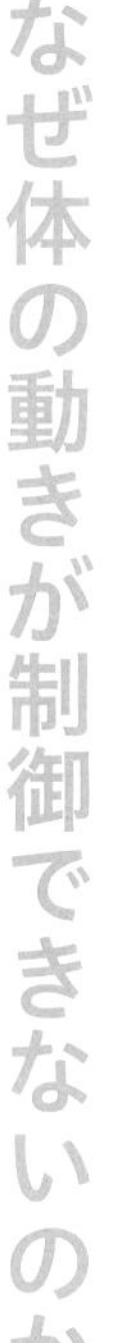

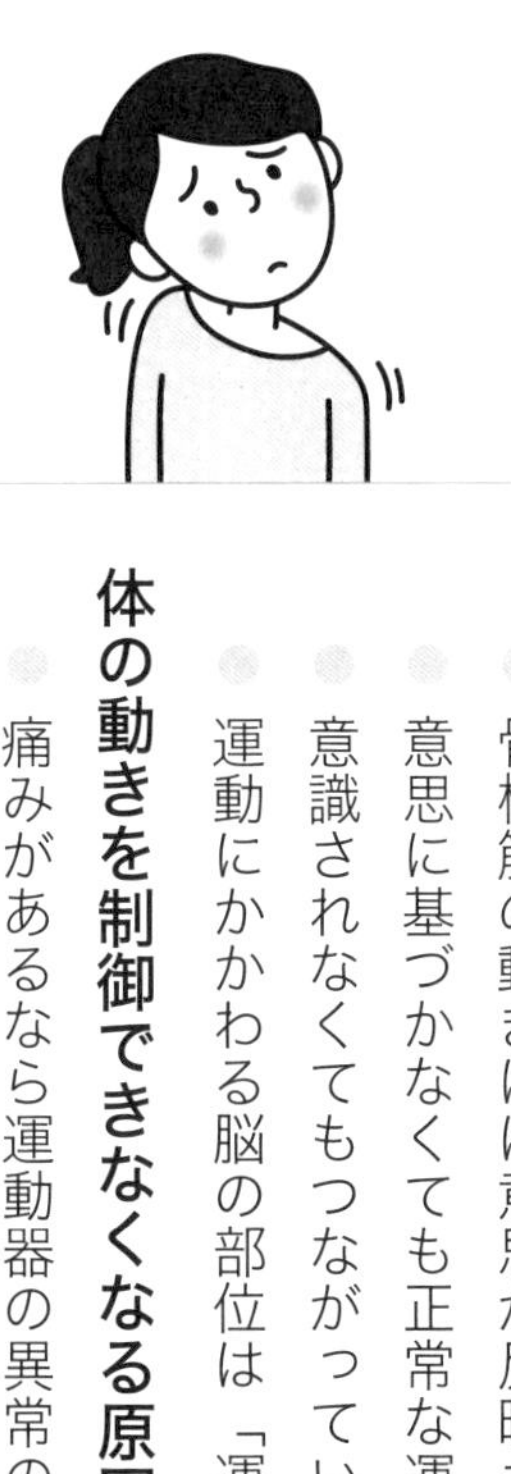

第3章 なぜ体の動きが制御できないのか

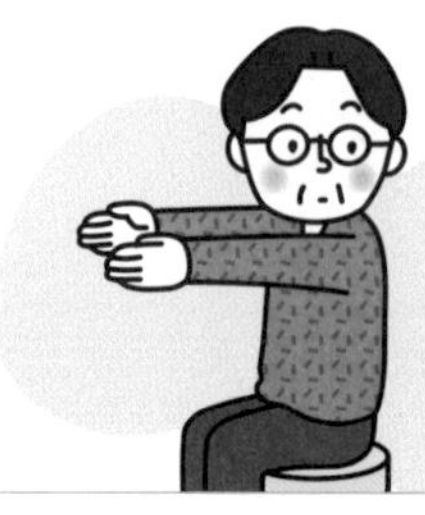

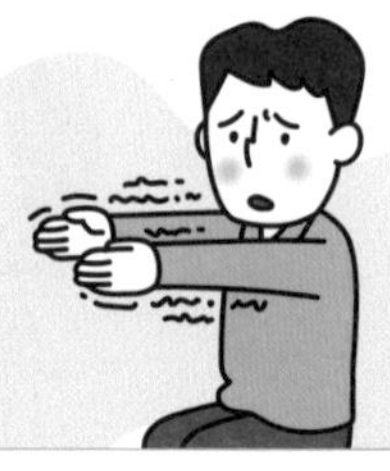

第4章

イップス・ふるえの治し方、つきあい方

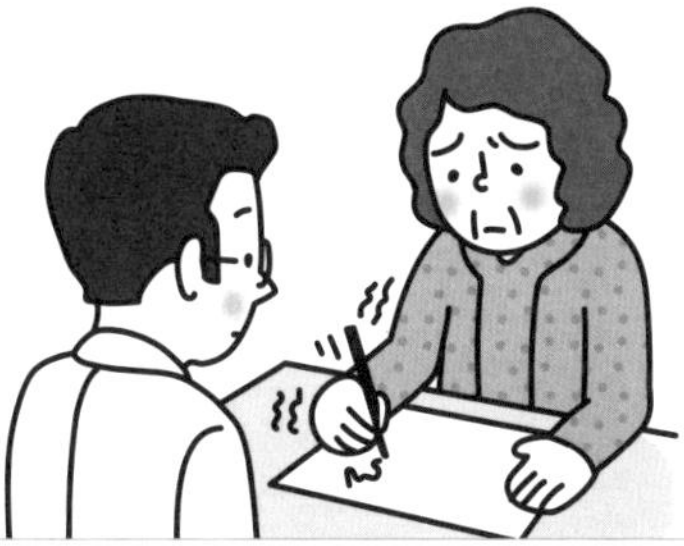

第5章 もっと知りたい！脳の手術のこと

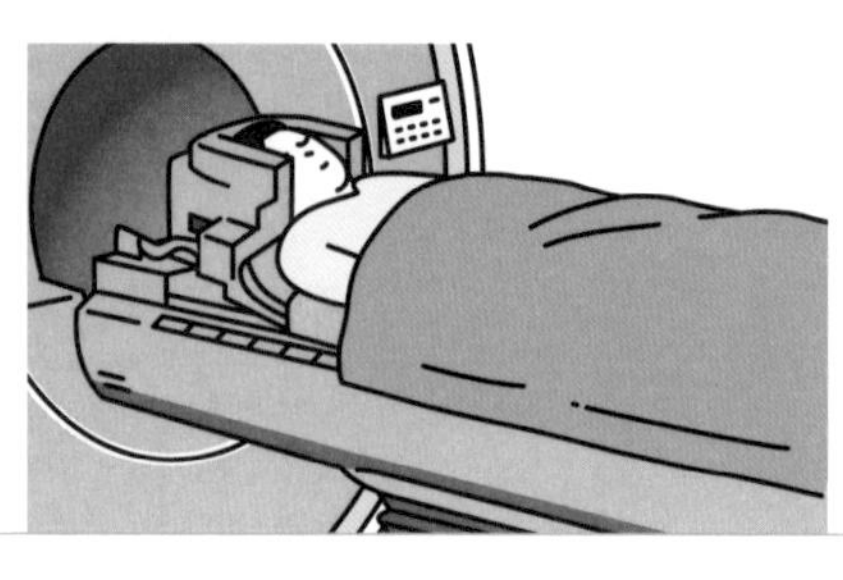

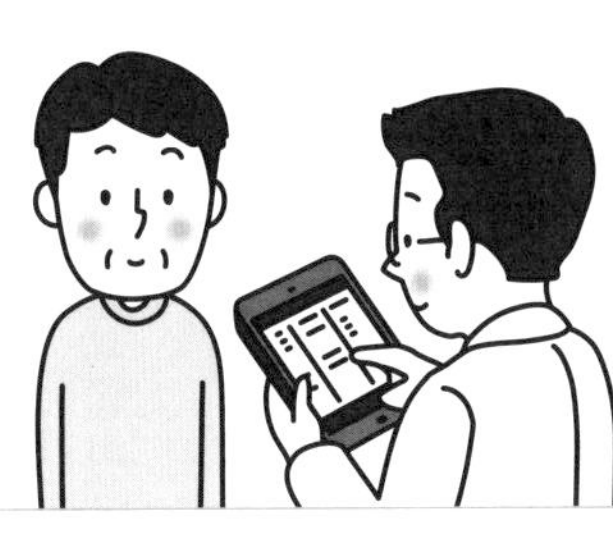

装丁・オズプランニング
本文デザイン・オズプランニング
イラスト・わたなべかずこ／酒井由香里
編集協力・柳井　亜紀（オフィス２０１）

ケース紹介

イップス・ふるえの現れ方

俗に「イップス」といわれる症状に悩んでいる人、手のこわばり、ふるえなどで困っている人は意外に多いものです。どんな悩みがあり、どんなふうに対処しているのでしょうか？

■テニスでサーブを打てなくなった

学生時代からテニスに打ち込み、テニスプレーヤーとして活躍してきたAさんは、ある日、急にサーブが入らなくなってしまいました。サーブを打つためにボールを投げようとすると、腕がうまく動かせなくなり、ボールが上がらなくなったり、力を入れ過ぎて暴投したりしてしまうのです。整形外科を受診しましたが、骨や関節の異常はみつかりませんでした。

日常生活では、なんの問題もないのに、サー

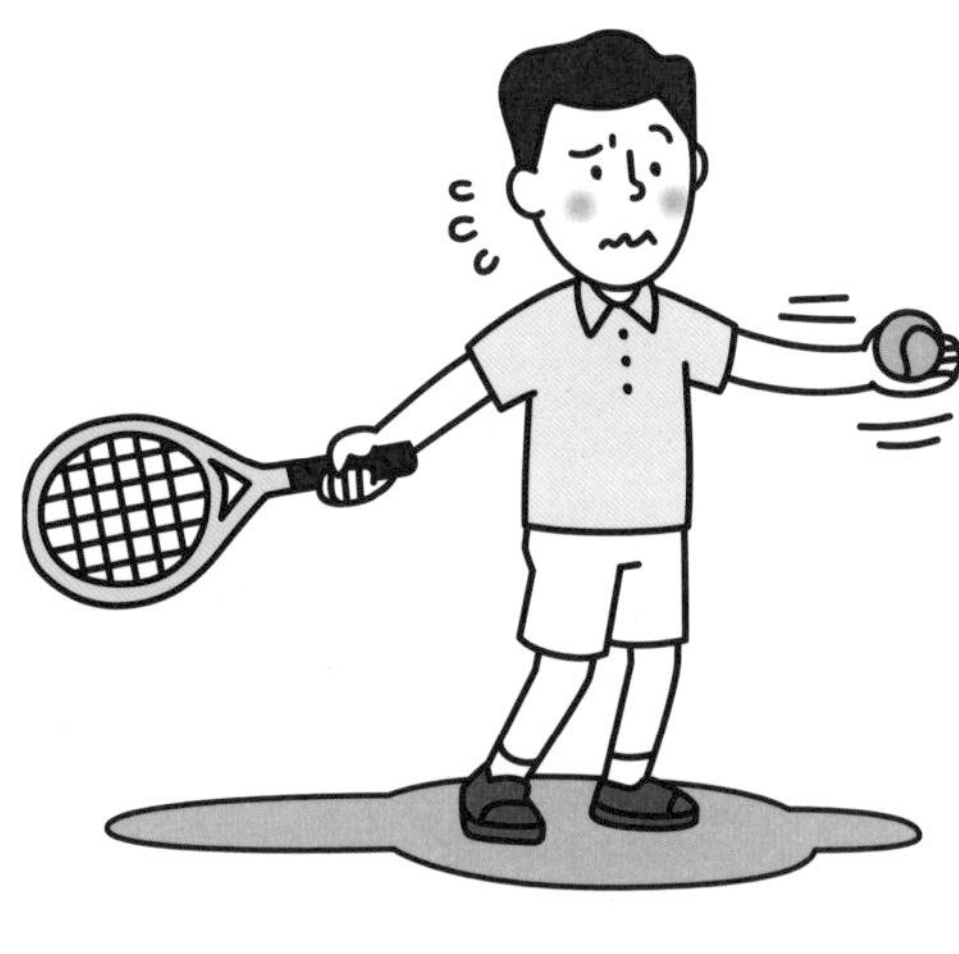

ブトスだけがうまくあげられない日が続きました。これが話に聞く「イップス」というものではないか……。Aさんは、テニス仲間に、メンタルトレーニングの指導者を紹介してもらい、指導を受けるようになりました。

しかし、はかばかしい改善はみられず、競技活動は続けられなくなってしまいました。

■レシーブを受けようとすると、足が出なくなる

卓球選手として活躍していたBさんですが、このところ、試合でまったく勝てなくなってしまいました。というのも、相手のレシーブを受けようとして、一歩、踏み込もうとすると、足が突っ張ったようになり、まったく動かせなくなってしまうからです。

周囲からは、「勝ちを意識しすぎている」「失敗を恐れて体が硬くなり、悪循環に陥っているのだ」などとアドバイスを受けています。しかし、リラックスを心がけても、足を出せません。

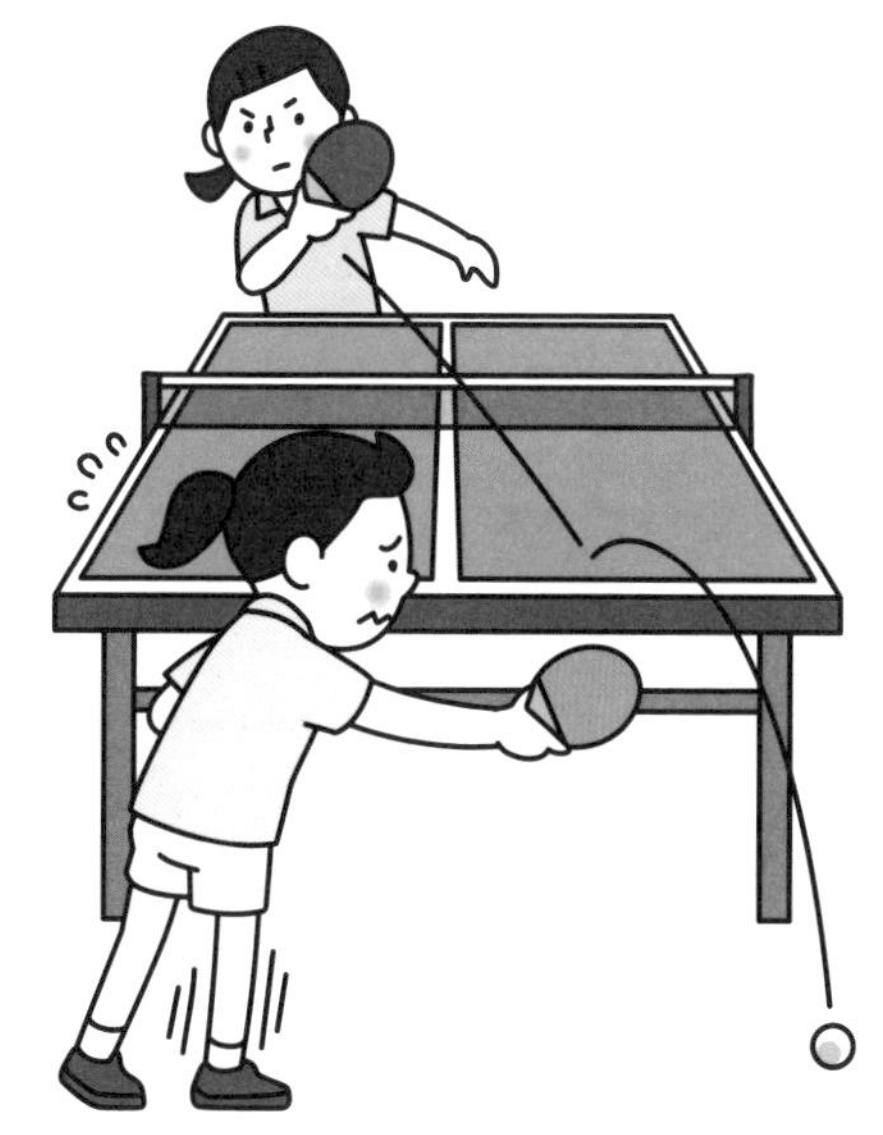

やがて練習のときですら、足の踏み込みができない状態になっていきました。

そんなBさんの状態を知ったある人に「脳神経の問題ではないか」と指摘され、すすめられた脳神経外科を受診したところ、『ジストニア』の症状なので、脳の手術で治る可能性がある」と診断されました。

聞いたこともない病名に驚き、「治るかもしれない」という言葉に希望を見出したBさんでしたが、迷いもあります。たとえ手術で改善したとしても、年齢的なこともあり、選手として活躍できる期間はそう長くはなさそうです。卓球で返球しようとするときだけに起こる現象で、ふだんの生活で症状はまったくありません。家族と相談し、決めようと思っています。

ピアノも、バイオリンも弾けなくなり……

音楽好きのCさんは、子どもの頃からバイオリンを習っていましたが、高校生の頃にはピアノにのめり込み、食事と学校と睡眠の時間以外は弾いているというくらい、練習を重ねていました。ごく当たり前のように演奏家を目指すようになっていたその頃、急に右手が思うように動かせなくなり、それまで難なく弾けていた曲が弾けなくなってしまいました。

痛みはなかったため、「そのうち治るだろう」と練習は続けていましたが、練習をすればするほど右手のこわばりはひどくなっていきました。整形外科や整体にも通いましたが、改善しないまま、ピアノの演奏家になる夢はあきらめざるをえませんでした。

ピアノを弾きこなすのは難しくなりましたが、バイオリンの弓を持ち、動かすことはなんとかできます。左手の動きは問題がなかったので、バイオリンの演奏は続けることができ、ステージに立つ機会も増えていきました。

しかし、右手のこわばりはひどくなるばかりです。弓の持ち方、動かし方を工夫して演奏していましたが、動かしにくい右手を無理に動かしていたためでしょうか、たびたび腱鞘炎（けんしょうえん）を起こすようになりました。整形外科で、「腱鞘炎は二次的なものではないか。『動かせない』状態が先に生じていたのなら、中枢神経（脳）の問題を疑ったほうがいい」といわれ、神経内科を紹介されました。

そこからCさんはあれこれ調べ始め、自分の症状

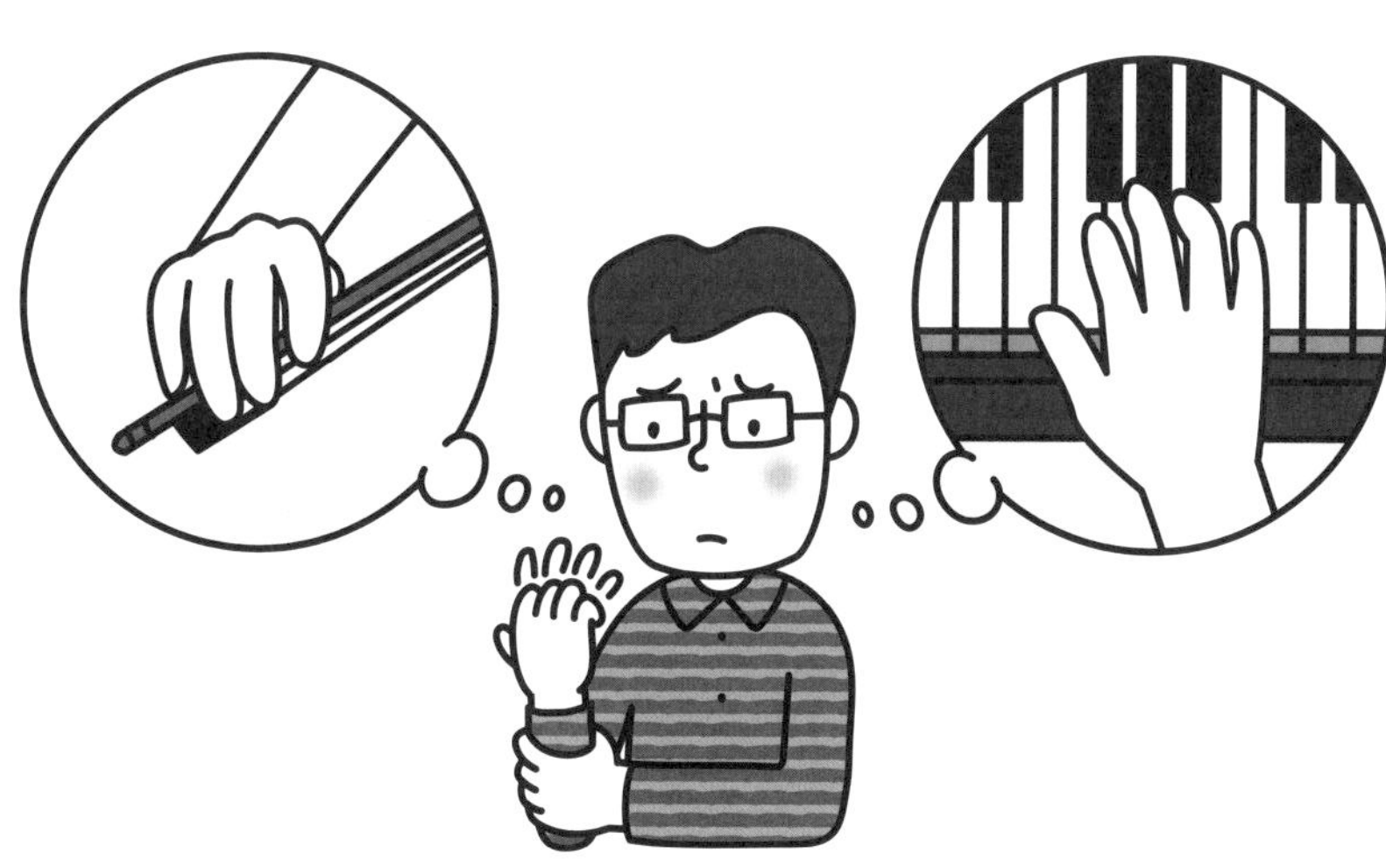

が、「フォーカルジストニア（局所性ジストニア）」といわれるものだと確信しました。「音楽家のイップス」などともいわれ、音楽家には比較的よくみられる症状であること、脳の手術で治せることも知りました。そして、フォーカルジストニアの手術を手がける病院で診察を受け、診断が確定。その半年後、手術を受けたのです。手術自体は怖い感じもしましたが、二十数年間にわたり悩んできたことを考えたら、気持ちに迷いはありませんでした。

手術後、右手のこわばりはなくなりました。ただ、手術後すぐに、思いどおりに演奏できるようになったわけではありません。症状がある間についた弾き方のクセはなかなか直らず、地道に練習を続けていく必要がありました。それでも一年、二年と経つうちに、違和感は減っていきました。

術後10年以上たった今、ピアノもバイオリンも公開演奏ができています。音楽活動のかたわら、同じような症状に悩む人の力になればと、ブログ※やSNS、ホームページで、ジストニアについての情報発信も続けているCさんです。

手がふるえ、字がきれいに書けない！

中学生の頃から、字を書こうとすると手が激しくふるえるようになったというDさん。学校では、「字が汚い」と教師に呼びつけられ、泣くほど叱られることもたびたびありました。

※ https://ameblo.jp/durmoll-blog/

「私は、手が悪いんです」と訴えても理解されることはありませんでした。というのも、ふだん、字を書く以外のことなら、手はちゃんと動かせていたからです。「お箸も使えているではないか！」とたしなめられたりもしました。

自分の手を包帯でグルグル巻きにして、「怪我をして手が使えない」など言い訳をしたりもしていましたが、ずっとその状態では暮らせません。学校生活で字が書けないのは、本当に苦しいことでした。「死んだら楽になるのだろうか……」などと思うことさえありました。

そんなDさんでしたが、20代半ばで脳の手術を受けたことで、長年の悩みから解放されました。「字を書こうとしても、手がふるえない」。大多数の人にとっては当たり前のことですが、Dさんには大きな喜びです。

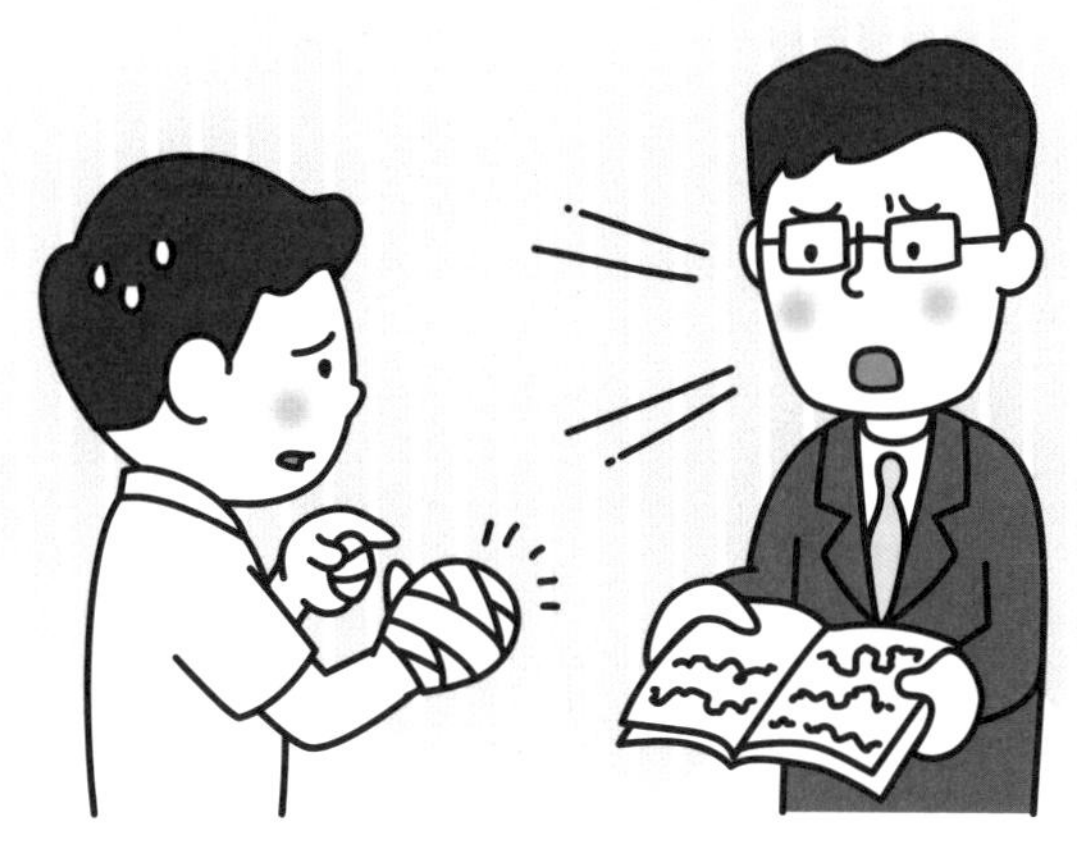

■「心配」はなくても「問題」ばかりの手のふるえ

70代半ばのEさんは、ここ数年、ひどくなってきた手のふるえに悩まされています。ふるえが出始めた当初は、脳梗塞などがあるのではないかと心配しましたが、とくに原因となる病気はみつからず、かかりつけの医師には「心配のないふるえ」といわれています。

しかし、「心配はない」といわれても、生活するうえでは問題ばかりです。「症状がひどいときに」と渡されている薬を飲むこともありますが、最近は、仏壇にあげる線香に火をつけることもできなくなってしまいました。「こんな状態で長生きしたくない」とさえ思うようになっているEさんですが、「ふるえを手術で治す方法がある」という話を聞き、受診を考えているところです。

◆ ◆ ◆

いわゆるイップスやふるえの悩みは、受診してもなかなか問題解決に至らないことが少なくありません。悩みをもたらす原因はなにか、どのように対処していけばよいか、本書でじっくり学んでいきましょう。

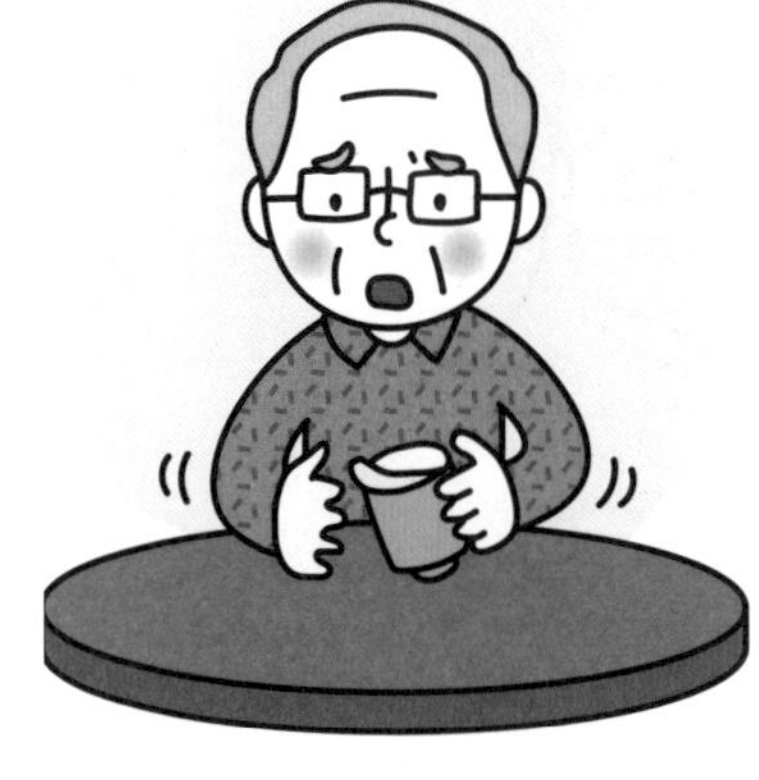

第1章

「イップス」とはなにか？

「イップス」といわれる症状のいろいろ

●思いどおりに動かせない！

何度も何度も練習を重ね、熟練の域に達していたといえるような動作が、筋肉や骨に異常があるわけでもないのになぜか突然できなくなる——こうした現象は、俗に「イップス」と呼ばれます。一般的には、「うまくやらなければならない」という精神的プレッシャーがまねく症状だと考えられているようです。

私たちは脳の手術を専門とする脳神経外科医ですが、私たちのもとには「イップスを治したい」という方も訪れます。脳神経外科は一般に脳外科とも呼ばれます。脳神経外科、脳外科といえば、脳腫瘍や脳血管障害など、脳に生じた病変に対して外科的な治療するところ、というイメージをもっている人も多いでしょう。「イップスに悩む人が、なぜ脳の手術をする医師のもとに？」と疑問に思う人もいるかもしれません。

しかし、腫瘍を取り除いたり、脳血管の治療をしたりすることだけが、脳神経外科の専門ではありません。脳神経外科のなかでも、私たちが担当する「機能神経外科」で手がけるのは、神経の働きの問題によって生じるさまざまな症状——たとえば、体を動かそうとしてもうまく動かせない、手足が勝手にふるえる、意思に反して姿勢がゆがむ、顔や頭、首など体の一部がねじれるなどといった症状の治療です。こうした自分の意思に反する運動症状を「不随意運動」といいます。

ふだんはなんの症状もないのに、特定の動作をしようとするときだけ、なぜか体がうまく動かせなくなってしまう状態がイップスです。「しようとしてもできない」のですから、イップスは不随意運動の一つととらえられます。つまり、「イップスだ」といわれるような症状は、脳神経外科の守備範囲に含まれているわけです。しかし、脳神経外科医といえどもこれらを知らない人が多数というのが現実です。

具体的な症状は人によって異なる

緊張が強いときや、ひどい恐怖感を覚えているときなどは、だれでも体が思うように動かせなくなったり、手足がふるえたりするものです。これは「正常な不随意運動」ですが、脳や神経系統になんらかの異常が生じると、異常な動き、姿勢、ふるえなどの症状が持続的に現れることがあります。

不随意運動が、普通なら起こらないような状況で生じるようになると、生活への影響は深刻なものになりがちです。命にかかわるようなことはないのですが、自然には治りにくく、治療に苦労することも少なくありません。

不随意運動の治療は、基本的には神経系の病気をみる診療科、つまり脳神経内科か、脳神経外科の担当です。治療が必要な不随意運動に対して、薬物などを使う内科的な治療のほか、「脳の手術」があります。それを手がけているのが脳神経外科のなかでも機能神経外科なのです。

ただし、手術はあくまでも治療法の一つです。イップスをはじめとする不随意運動に悩んで受診する人のすべてに、手術が必要というわけではありません。「治したい」と思っている症状の原因はなにか、「神経の働きの問題」で生じているなら、その原因はなにかなど精査したうえで、内科的な治療を試みることが必要です。それでも十分な効果を見込めないとなってはじめて、「手術で治す」方法が検討されます。

あとでお話ししますが、不随意運動にはいくつもの種類があります。「イップスに苦しめられている」という訴えでも、具体的にどのような症状が現れているかは人によって異なります。では、いったいどのような症状を指して、「イップス」といっているのでしょうか？

まずはそこから、お話ししていくことにしましょう。

運動の分類

さまざまな分類のしかたがありますが、自分の意思に基づくものかどうかで、運動は大きく２つの種類に分けることができます。

随意運動

- 自分の意思に基づく動作や姿勢。自分でコントロールできる
- 日常生活動作の多くは自分の意思で始めたり、止めたりできる

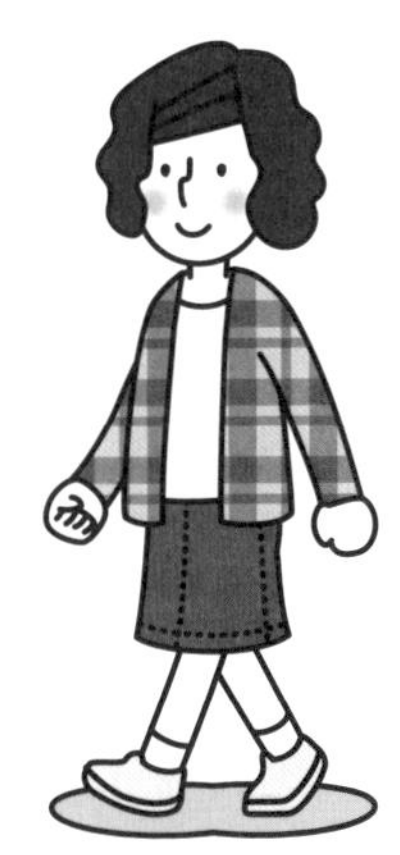

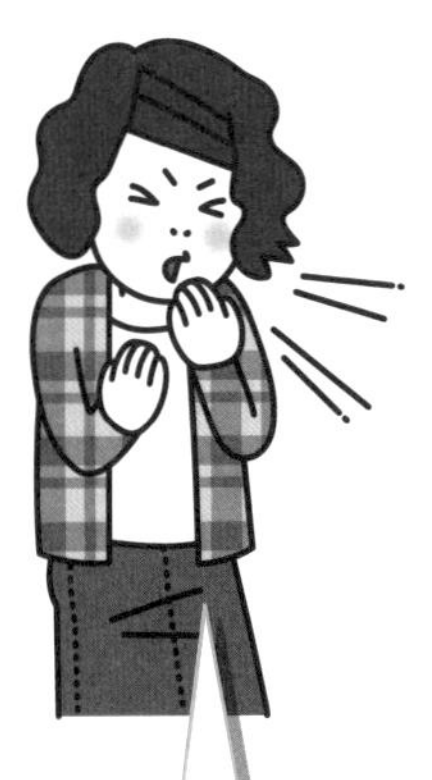

不随意運動

- 自分の意思とは無関係な体の動き。コントロールしようとしてもできない
- くしゃみのように、生理的な不随意運動もある

いわゆる「イップス」は、このタイプ

自分で「こうしよう」と思っても、意思に反した運動症状が現れる

●もともとはゴルフ界で使われていた俗語

先ほどもお話ししたように、「イップス」は、「体を思いどおりに動かすことができず、熟練の域に達していた動作が、なぜかできなくなる状態」を指しているといってよいでしょう。「きゃあ!」とか、「おっと!」といった意味で使われる「yipe」の複数形だそうで、もともとはゴルフ界でよく使われていた俗語です。一九三〇年代に活躍したプロゴルファーのトミー・アーマーが、自分を引退に追い込んだ自身の症状を、そう呼んだのが始まりだといわれています。

ゴルファーに起こるイップスは、たとえば、すぐそこにあるカップに向けてボールを打とうとすると腕がうまく動かなくなり、カップのはるか手前でボールが止まってしまったり、力が入りすぎてカップをはるかにオーバーしてしまったりする状態が続く、といったかたちで現れます。スイングしようとするとクラブが上がらなかったり、逆に下ろせなくなったりする人もいます。

人によって「できなくなる動作」はいろいろですが、ゴルフ経験の長いベテランほどイップスが生じやすいことが知られています。

●「ぬけぬけ病」「ぶらぶら病」という言い方も

ゴルフに限らず、さまざまなスポーツで「できていた動作が急にできなくなる」という現

スポーツ選手にみられるイップスのいろいろ

イップスといわれる症状は、練習熱心なベテラン選手ほど起こりやすい傾向があります。

ゴルファーの場合
ボールをうまく転がせなくなるパターイップス、遠くに飛ばせなくなるドライバーイップスなど、さまざまなパターンがある

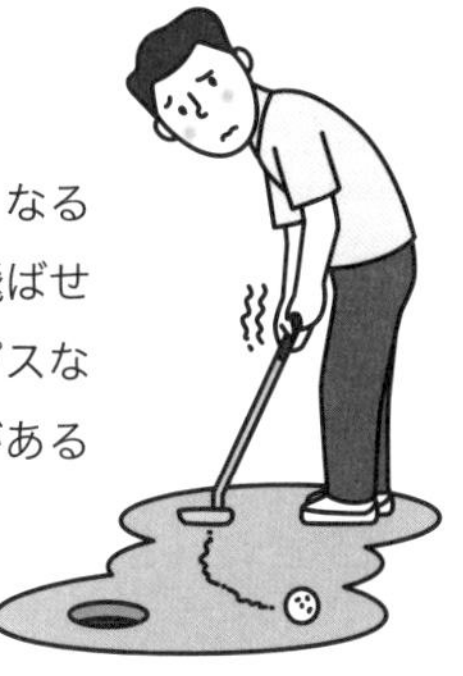

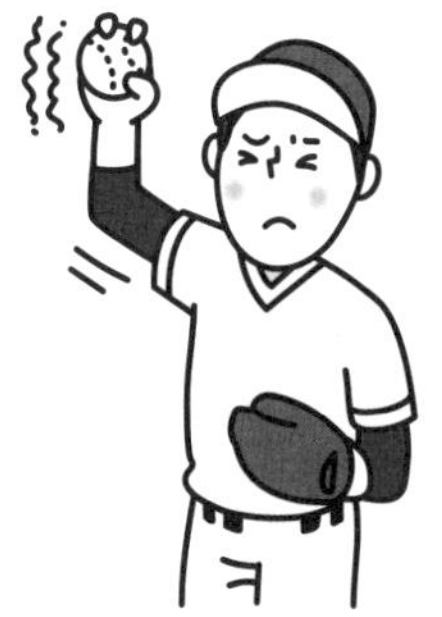

野球選手の場合
うまくボールが投げられなくなることが多い

マラソン選手の場合
突然、脚に力が入らなくなり、走りにくくなる（ぬけぬけ病）

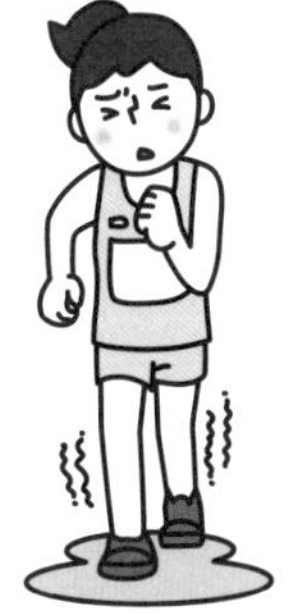

アイススケート、テニス、卓球など、さまざまなスポーツで「イップス」といわれる状態は起こりうる

象はみられます。最近では、これらはみな「イップス」と呼ばれることもありますが、業界ごとに独特の呼び名がつけられている例もあります。

たとえば野球の世界におけるイップスは、多くの場合、投球あるいは送球動作時に現れるため、「投球恐怖症」「スローイング病」などとも呼ばれます。ボールを投げようとすると、腕が硬直して思いどおりに動かせなくなってしまうのです。

その結果、コントロールのよかった投手が、ある時期から急に制球難に陥って活躍できなくなるなどといった事態が起こります。「イップスの症状がある／あった」と自覚する選手は、プロアマ問わず競技人口の数パーセントともいわれ、決して珍しいものではないようです。

陸上界では、「ぬけぬけ病」といわれるものが、ゴルフや野球の場合のイップスにあたります。駅伝選手のような長距離ランナーが「走っている最中に、突然、脚に力が入らなくなる」「痛みはないが、脚の力が抜けて走れなくなる」といった症状に襲われ、なかなか改善しなくなる状態が「ぬけぬけ病」です。

同様の症状は、スピードスケートの選手にもみられます。氷上でのレース中に片足をうまく前に出せない、脚に力が入らないなどといった状態に陥ってしまうことがあるのです。スピードスケート業界では、この状態は「ぶらぶら病」として知られています。

まじめで練習熱心な選手ほど発症しやすく、一〇〇人の選手がいれば、一～二人くらいに

「ぬけぬけ病」や「ぶらぶら病」が起こるといわれます。残念ながら、「ぬけぬけ病」や「ぶらぶら病」を発症した場合、自然に元に戻ることは期待できないようです。大半は、競技生活から退いたり、選手からマネージャーに転向したり、選手生命を絶つことになっているという話も耳にします。

●音楽家にも「イップス」は起こる

「熟練の域に達していた動作が、なぜかできなくなる」という現象は、スポーツ選手に限ったことではありません。楽器の演奏者、歌手などの音楽家にも、しばしば起こります。「音楽家のクランプ（痙攣）」などといわれたりもしますが、「音楽家のイップス」といわれることもあります。

弦楽器にしても打楽器にしても、楽器演奏には精緻な手指の動きが欠かせません。ところが、練習を重ねて上達すればするほど、「思うように手が動かせない」という悩みが起こりやすくなります。

ピアノを弾こうとすると指が伸びてしまう、指が曲がらず、ギターやヴァイオリンの弦を押さえられない、小指だけ動かせない、手首がねじれてしまうなど、症状の出方は人によってさまざまです。

音楽家にみられるイップスのいろいろ

高いレベルでの楽器演奏を続けている音楽家が、いわゆる「イップス」に悩まされることも少なくありません。

弦楽器の場合

弦を押さえる手指や、弦を弾く手指がうまく動かせなくなる

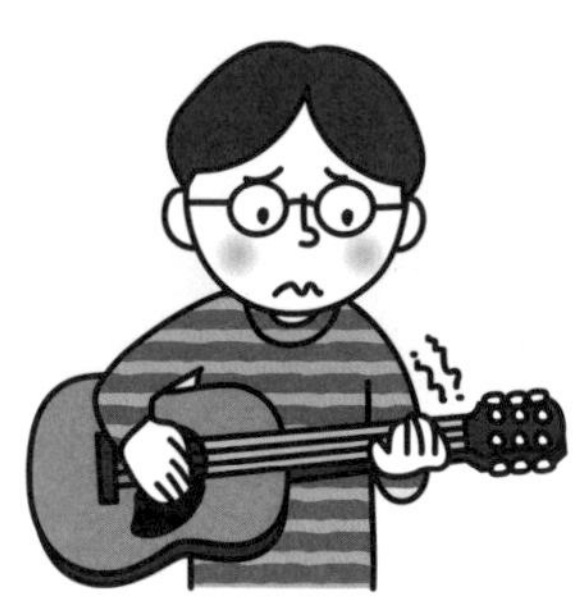

打楽器の場合

ドラムスティックを動かせなくなる、ペダルを踏み込めなくなる、鍵盤を弾けなくなるなど

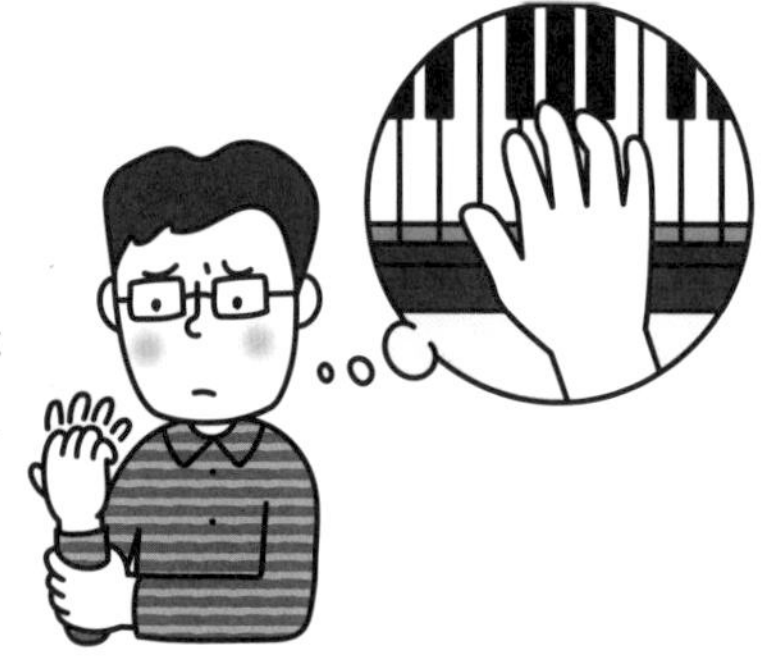

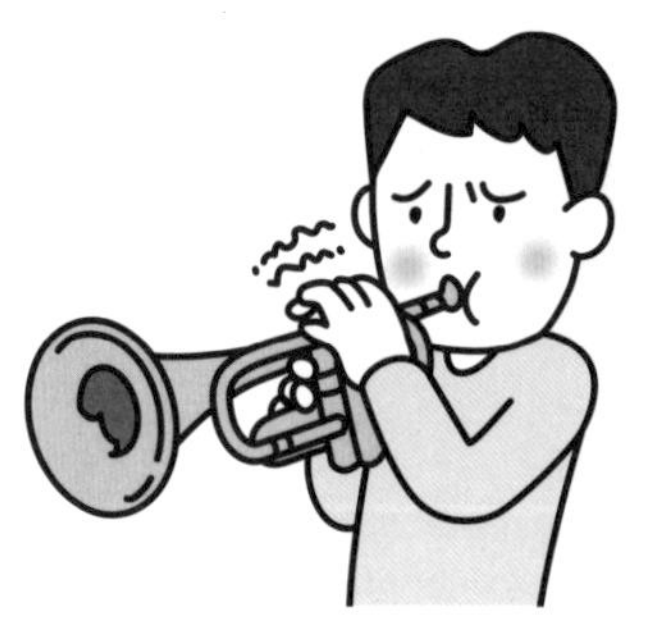

管楽器の場合

キーを押す手指が動かせなくなる、息を吹き込めなくなる、口唇がうまく動かせないなど

打楽器の場合には、ドラムを叩こうとすると腕がこわばってスティックを動かせなくなる、スネアドラムを叩くためにペダルを踏もうとしても、どうしても足が動かないなどといった症状がみられます。管楽器では、キーを押さえようとしても指が動かない、息を吹き込もうとすると、口のまわりの筋肉がこわばってうまくいかなくなり、音が出せないなどといったことも起こります。

スポーツでいうところのイップスと同じような状態に陥っているわけです。プロの楽器奏者の5%ほど、20人に1人ぐらいはこうした症状に悩まされるともいわれ、演奏活動が続けられなくなってしまうことも珍しくありません。

「声が出ない」というかたちで現れることも

声楽家、歌手の場合は、「声が出せなくなる」というかたちで症状が現れます。声は、のどの奥にある声帯という2枚のひだのような器官によってつくられます。声帯は、呼吸をするときには開き、声を出すときには閉じます。吐く息が閉じた声帯を振動させて生じる音が「声」なのです。声帯を閉じたり、開いたりする筋肉がうまく動かなくなると、声が出ない、出そうとしても変な声になるという症状につながります。

声帯が閉じなくなると息がもれてしまい、ハアハアとかすれた声になります。逆にギューッと力が入り、完全に閉じてしまうと声帯は振動しにくくなり、ウッウッというような詰まった発声になってしまいます。医学的には「痙攣性発声障害」といわれますが、筋肉の動きがコントロールできなくなるという点では、スポーツ選手にみられるイップスと同じです。

「ふつうに話すときは話せるのに、歌おうとすると歌声が詰まってしまう」などという症状に悩んでいる人もいます。

「声のイップス」は２パターン

声楽家や歌手にみられるイップスは、声帯がうまく動かせなくなることで生じます。

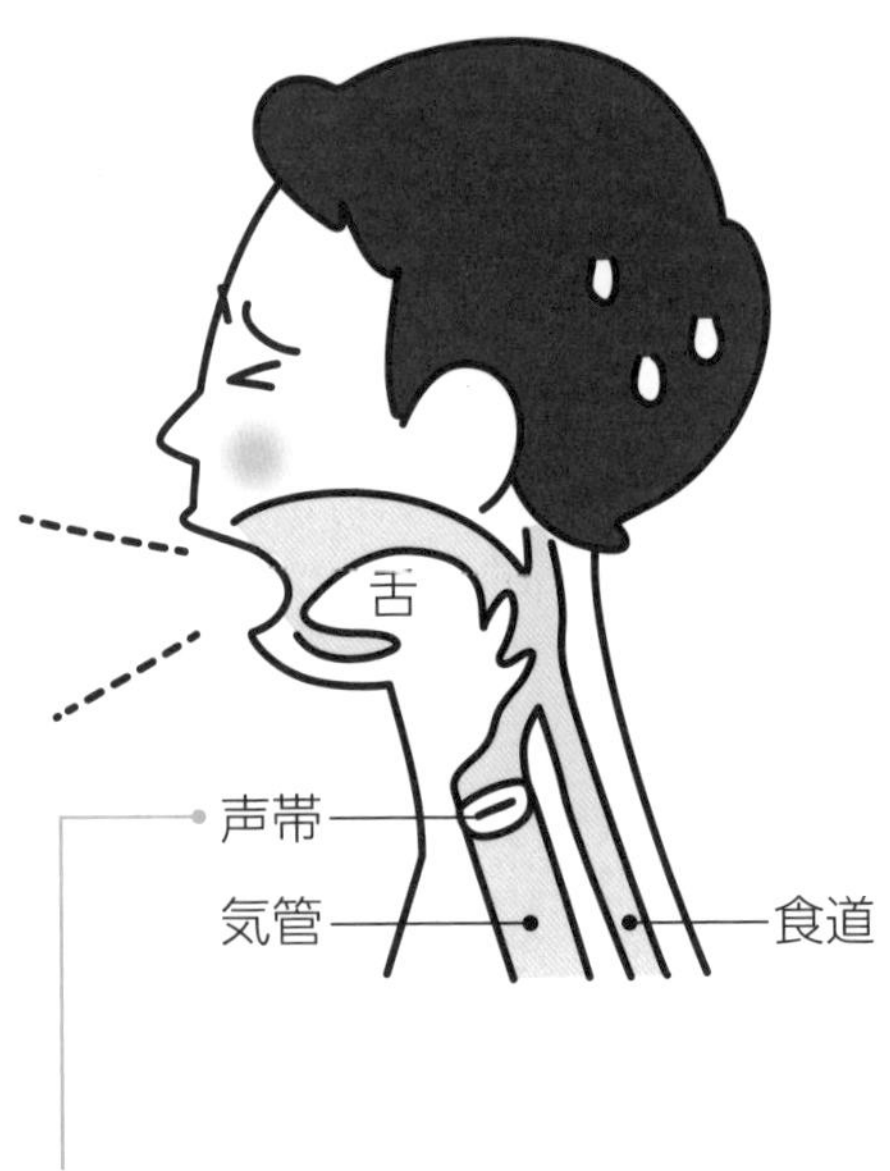

- **声帯がきつく締まりすぎる**
  声を出そうとしても
  詰まってしまう
- **声帯が閉じにくくなる**
  息が漏れて、かすれ声に

イップス＝メンタルの問題なのか？

●根強い「メンタルの問題の現れ」という理解

さて、このように「イップス」という言葉は、もともと使われてきたゴルフ界のみならず、さまざまな分野で使われるようになっているわけですが、そもそもは俗語として生まれた一般用語です。「イップスとはどういうものか」ということについて、医学的な定義があるわけではありません。

ですが、一般的には、それまでできていた動作が、どうがんばっても以前のようにはうまくいかなくなる現象だけを指しているわけではなく、「メンタルの問題」と理解されているようです。

たとえば広辞苑では、第7版で初めてこの語が収載されましたが、そこでは「これまでできていた運動動作が心理的原因でできなくなる」と説明されています。別の辞書、たとえば大辞林でも、「緊張や不安などによって」と書かれています。

世間一般では、心理的な問題、緊張や不安など、メンタルな問題が原因で生じる現象と理解されているといってよいでしょう。

●「動かせない」から悩みが深まる

では、イップスの症状に悩んでいる人自身は、どのように受け止めているのでしょうか？よくみられるのは、「自分のやり方が悪かったのだろう」「練習が足りないせいだ」などと考え、「正しいやり方」を模索しながら、いっそう練習に励むというパターンです。

ところが、たいていの場合、練習すればするほど症状は悪化していきます。なかなか症状が改善せず、むしろ悪化していけば、不安を覚えたり、憂うつ感が強まったりするのは当然です。そこで、「少し休んだほうがよいのかもしれない」と休養をとったり、「医師に診てもらおう」と受診を考えたりします。悩まされているのは手や指、足などがうまく動かないという運動症状なので、大半は整形外科を受診します。

なかには筋肉や骨に異常がみつかる人もいるかもしれません。本人は「この症状はイップスだ」と思っていたけれど、実は筋肉の病気だったなどということもありえないとはいえないからです。しかし、多くの場合、検査をしても筋肉や骨に異常はみつからず、そうした症状をまねくような病気もみつかりません。このように検査でわかるような異常が見つけられないため、メンタルの問題で起きているのだろう、つまりは「心因性」の症状だとみなされ、

よくあるパターン

いわゆるイップスに悩む人は、周囲から「メンタルの問題」とみなされ、不安や挫折感を強めていきがちです。

ちょっとした違和感を覚え始める

いつもと違う感覚を払拭しようと、より熱心に練習し始める

練習不足かも
なんだか調子が悪いな

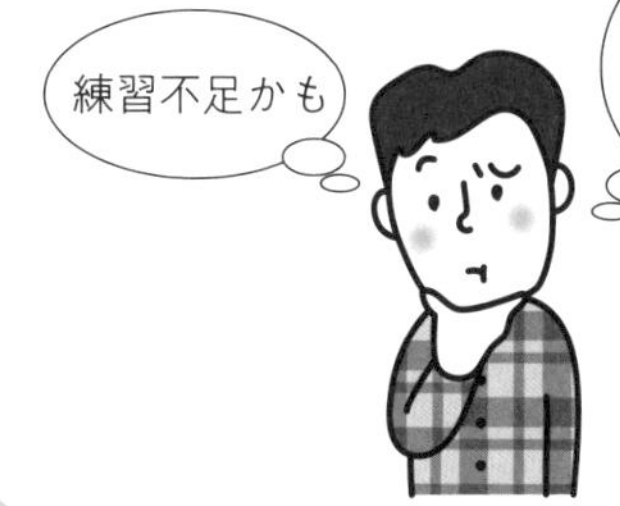

明らかに動きが悪くなる

「できない動作」をカバーしようと工夫したり、改善策を求めて医療機関などにかかったりする

これはまずい！

「原因」はなかなか判明しない

整形外科などでは「異常なし」といわれる

メンタルの問題とされる

ストレスの軽減をはかったり、メンタルトレーニングを受けたりしても、症状はなかなかよくならない

もう治らない！
夢をあきらめるしかない……

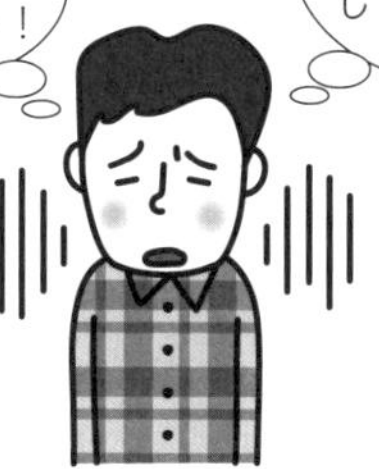

ときには精神科への受診をすすめられたりもします。

すすめられたとおり、精神科で診てもらえば治るのかというと、残念ながら「治る」とはいいがたいのが現実です。なぜなら、イップスとされているものの大半は、「心因性」の症状とは考えにくいからです。

もちろん、「うまくやらなくてはダメだ」「失敗したらどうしよう」などという精神的なプレッシャーが強く、そのために動きが悪くなるということはあるでしょう。過度の緊張感で全身の筋肉に力が入りすぎれば、体全体の動きがぎこちなくなります。ふだんどおりに動けなくなるのは当然です。

しかし、それは、いわゆるイップスの患者さんが苦しんでいる症状とは異なります。多くの患者さんを苦しめているのは、「特定の動作をしようとするときだけ、体の一部に現れる特定の症状」です。不安や憂うつ感が強い場合でも、精神的なプレッシャーが先に立つわけではなく、「動かせない」という状態が先にあり、それが解決されないがために焦りや不安が生じている場合が多いと考えられます。

イップスの正体は「ジストニア」

●不随意運動の一種、ジストニア

「イップスを治したい」と医療機関を転々とし、「心因性の運動障害」などとそれらしき診断を下されたところで、患者さんの悩みの解消にはつながりません。イップスを「精神的なもの」ととらえているかぎり、治療の見込みは立ちにくいのです。

だからといって「イップスは治らない」というわけではありません。先に触れたように、イップスは自分の意思とは関係なく、体が勝手に動いてしまう不随意運動の一つととらえられます。心の問題より、こちらの「不随意運動」のほうに目を向ければ打つ手はあります。

不随意運動のなかでもっとも多いのは「ふるえ」です。これについては、第2章で詳しくお話しします。ふるえに次いで多いのが「ジストニア」です。脳や神経系統の働きになんらかの問題が発生し、その結果、特定の筋肉に異常な収縮が生じて硬くこわばり、異常な姿勢や動きになってしまう状態を、医学的にはジストニアといいます。イップスの大半は、この「ジストニア」にあたるものだと考えられます。

ふるえ

緊張したとき、寒いときなどに出る生理的なもののほか、病気の症状として現れるもの、原因のはっきりしないものなど、いろいろ（→詳細は第２章）。

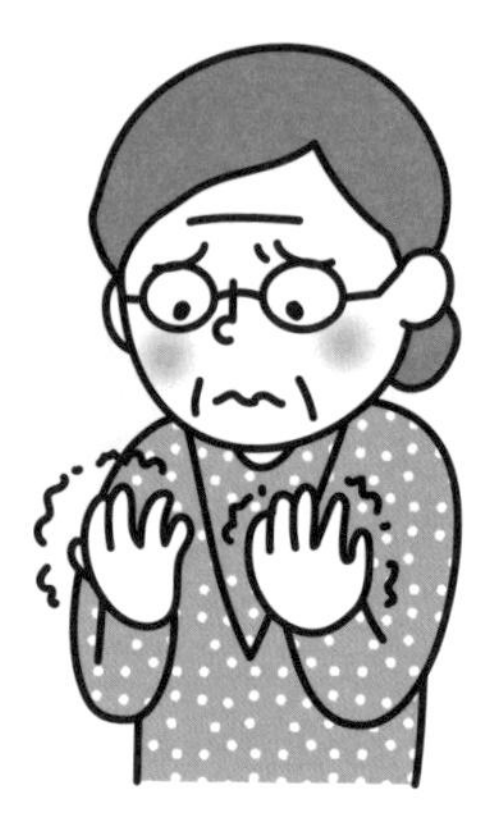

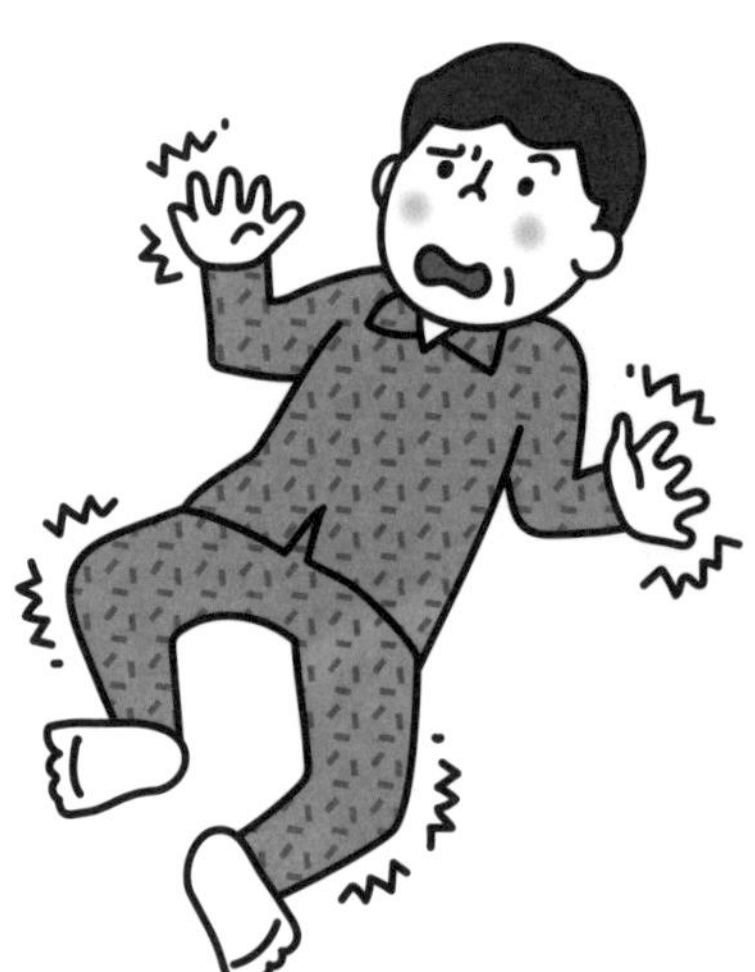

ミオクローヌス

筋肉が瞬間的に収縮することで起こる症状。しゃっくりや、寝入りばなに体がピクッとするような生理的なものもあるが、てんかんなど、脳の病気の症状として生じることもある

不随意運動の主な種類

自分の意思と無関係に生じる運動症状をまとめて「不随意運動」といいます。生理的なものもあれば病的なものもあります。また、ごく軽微な症状から、生活の質を大きく落としてしまうような重い症状までいろいろです。

ジストニア

筋肉が異常な収縮を起こし、意思に反してねじれるような姿勢になったり、思いどおり体が動かせなくなったりする

いわゆる「イップス」の多くはこれに含まれる

ジスキネジア

自分の意思に関係なく体が動いてしまう症状。服用している薬の影響で現れることが多い

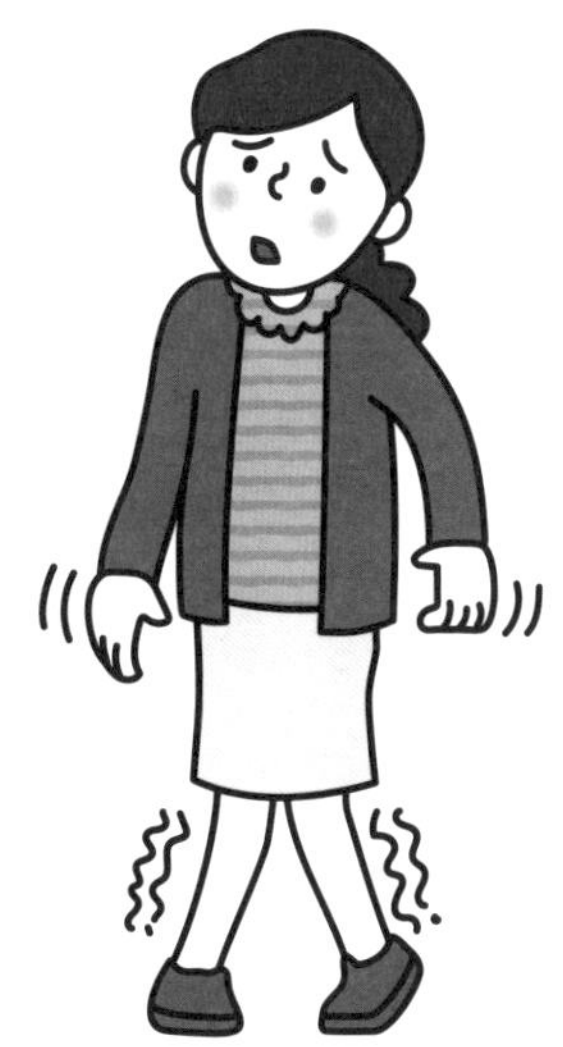

●イップス＝局所性ジストニア

ジストニアは、筋肉の異常な収縮によって起こる状態だといいましたが、この点について、もう少し詳しくお話ししておきましょう。

体を動かす筋肉は対になっています。関節を曲げるときには、片方の筋肉が縮み、対になった筋肉が伸びる、曲げた関節を伸ばすときには、縮んだ筋肉が伸び、反対側の筋肉が元の状態に戻るといったように、対になった筋肉が交互に収縮をくり返すことで、体は動きます。この対になった筋肉が、交互に伸び縮みするのではなく、同時に収縮したままになってしまうのがジストニアです。「そうしよう」と思っているわけでもないのに、ギューッと筋肉に力が入ったままこわばった状態が続き、動かそうとしても動かせなくなってしまうのです。この状態を「共収縮」といいます。

ジストニアの症状は、手や足、首や体幹などさまざまなところに発症します。全身の筋肉にこわばりが生じる全身性ジストニアや、複数の箇所に生じる分節性ジストニアというものもありますが、イップスとされる症状は、医学的には体のごく一部にだけ生じる「局所性ジストニア（フォーカル・ジストニア）」ととらえるべきでしょう。

ゴルファーにみられるイップスは腕、アスリートのイップスは脚、楽器演奏者のイップスは手の指や、口のまわりなどに起きた局所性ジストニアである、というわけです。

ジストニアの症状に共通すること

ジストニアの症状にみられる筋肉のこわばりは、対になって働く筋肉がどちらも収縮してしまうために生じます。

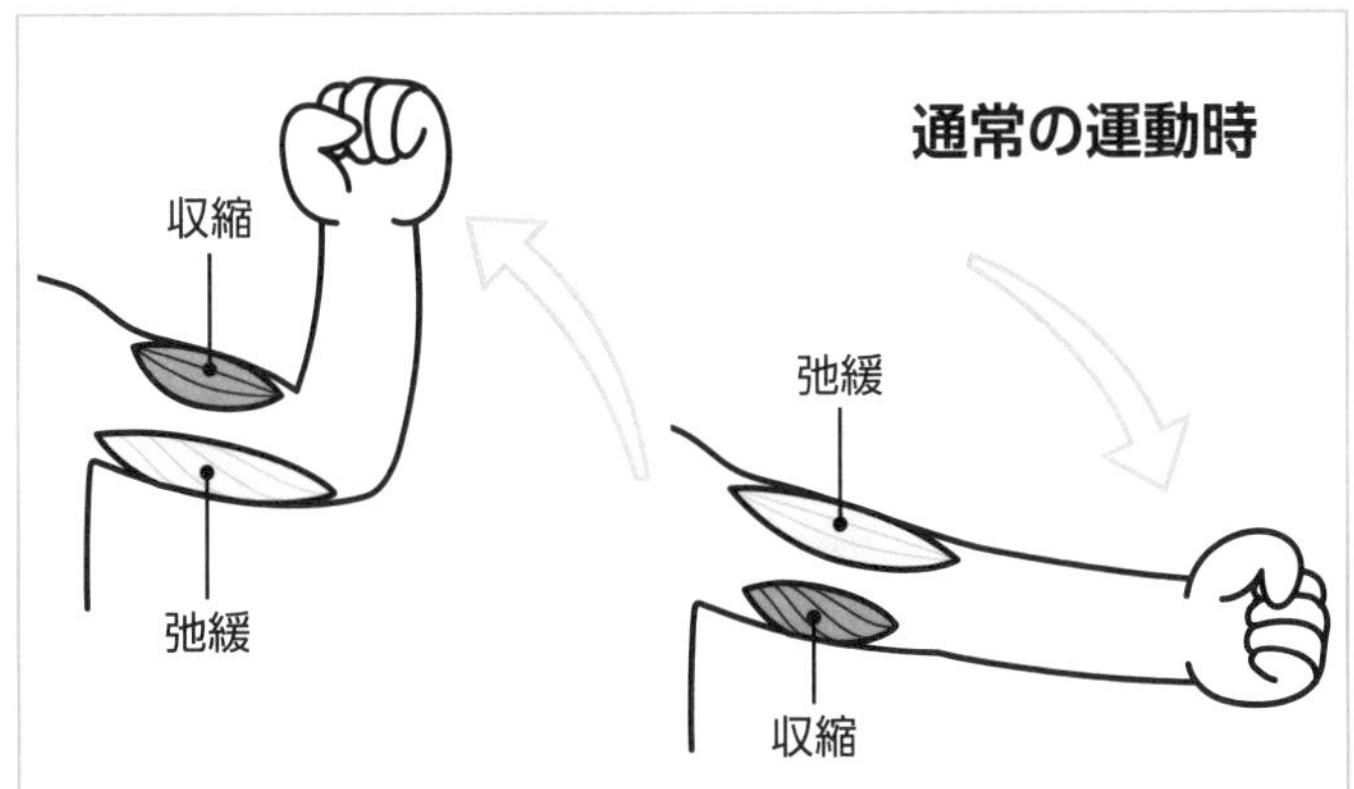

対になって働く筋肉の一方が収縮し、もう一方が弛緩することで、関節を曲げたり、伸ばしたりすることができる

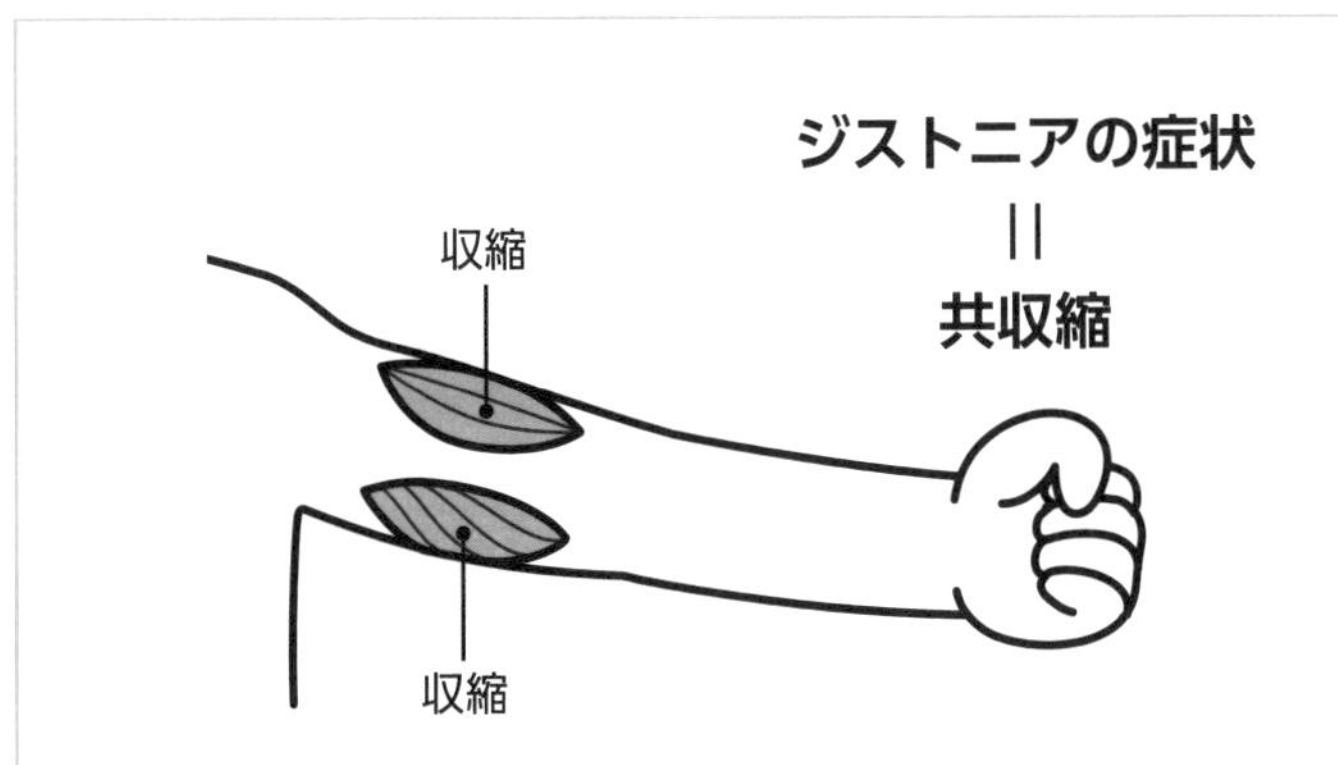

どちらの筋肉も収縮したままになり、関節を動かせなくなってしまう

イップスの多くは、「局所性ジストニア」であると同時に、決まった動作のときだけ現れる「動作特異性ジストニア」でもあります。動作特異性とは、たとえば楽器を弾こうとすると指が曲がらなくなるが、それ以外の場面ではまったく問題なく指が使える、といった状態です。また、仕事として日常的にくり返す動作に現れやすいという点から、「職業性ジストニア」ともいわれます。

●「職業性」という側面もある

実際、スポーツ選手や音楽家のみならず、繊細で熟練した動きを必要とする職業の人には、「仕事道具を使おうとすると、手がうまく動かせなくなる」という現象がしばしばみられます。これもまた、職業性、動作特異性、局所性のジストニアととらえることができます。

手に発症するジストニアは、くり返し同じ動作を長期間おこない続けることで発症しやすいことが知られています。だからこそ、繊細で、くり返し反復訓練を要するような音楽家などの動作によく発症するわけですが、理容師や美容師、大工、歯科医師、時計修理士、漫画家、作家など、「手のジストニア」に悩む人の職種は多種多彩です。

仕事をするうえで欠かせない道具がうまく扱えなくなったら、それこそ大問題です。なんとかして治したい、思いどおりに動かせるようになりたいと考えるのは当然でしょう。

column

シューマンも「イップス」に悩まされていた!?

19世紀を代表する作曲家の一人であるロベルト・シューマンは、最初はピアニストとしての活躍を夢見ていたそうです。ところが、「右手の中指が勝手に伸びてしまい、ピアノの鍵盤を叩けない」という症状に悩まされるようになり、夢を断念したのだと伝えられています。

「トロイメライ」をはじめ、数々のピアノ曲も書いているシューマンですが、ほとんど中指を使わずに演奏できる曲も作っているそうです。

シューマンを悩ませた症状は、まさにイップス、医学的にいえば、職業性の局所性ジストニア（フォーカルジストニア）だったと考えられます。

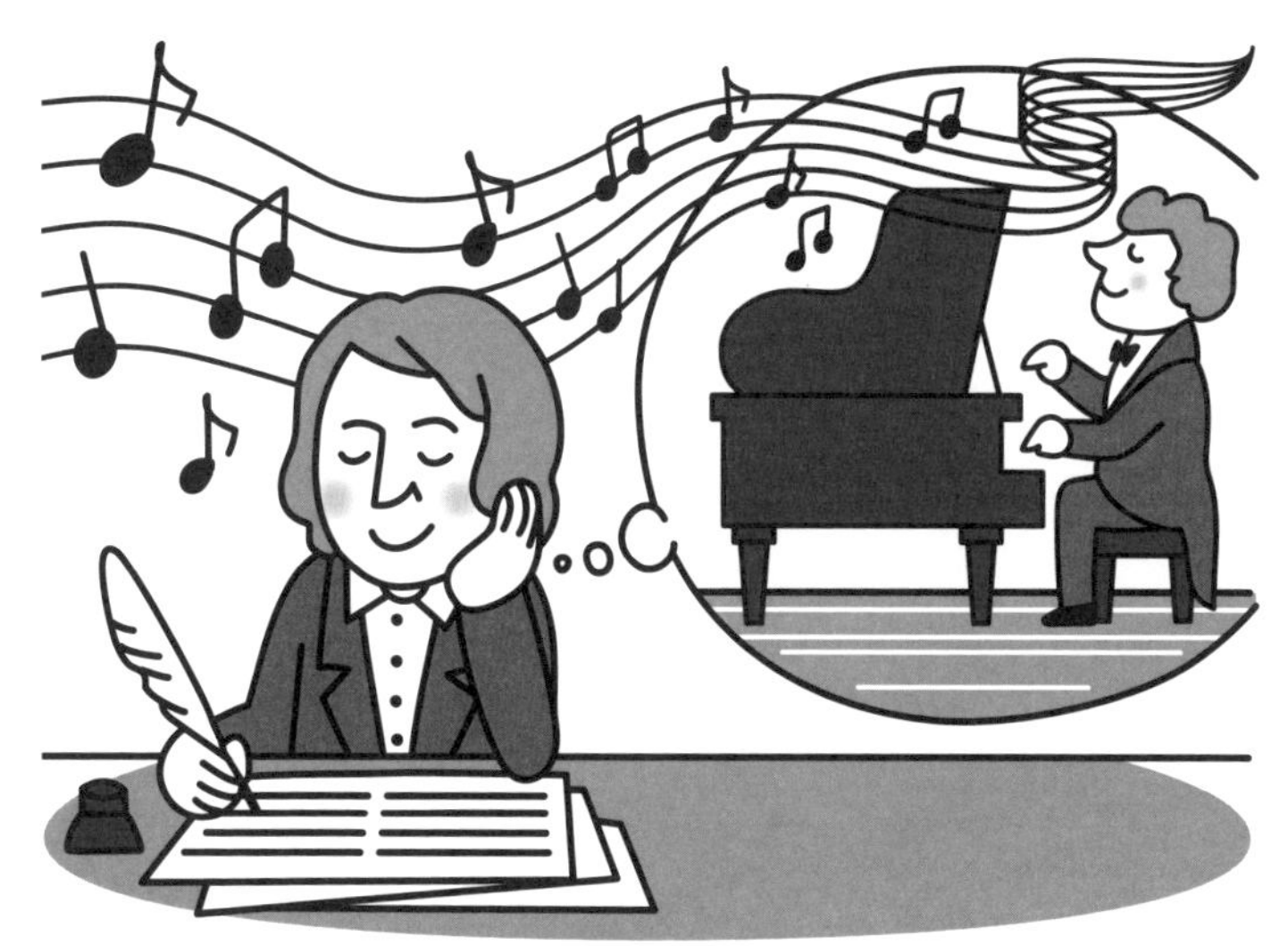

ところが、受診した先で「これは局所性のジストニアだ」とすぐに診断がつく例はまれです。神経を専門としていない医師のなかには、「ジストニア」というと、体がねじれて動けなくなるような、全身性の重い症状を重い浮かべる人も少なくないようです。局所性ジストニアは、特定の場面でしか生じないので、軽いものだとみなされがちです。「そのうち治る」とか「気分転換したら」とか、「ストレスからくる症状だから、ストレスをためないように」などといわれるだけで、原因がわからない、先の見通しが立たないまま、苦しんでいる人が多いのです。

「心因性」とは異なる特徴をもつ

局所性ジストニアによる症状は、いわゆる心因性の症状とは異なり、次のような特徴がみられます。

1 症状が一定

重症度の変動はあっても、たとえば「左手の小指が動かせない」という症状だとしたら、症状はいつも同じです。「今日は右手の中指がだめ」「昨日は左手の人差し指が変だった」などということはありません。これは「定型性」といわれ、ジストニアの基本的な特徴でもあります。症状の現れ方が短期間で変わるようなら、「心因性」の症状の可能性があります。ただし、ひとりの人に複数の異常が同時にみられることはありません。その場合、症状が一定しないように思えることもありますが、一つひとつの症状に着目すれば、定型性は保たれています。

2 症状が現れる動作が決まっている

症状が現れるのは、たとえば「ピアノの鍵盤を叩こうとするとき」「ゴルフのクラブを振り上げるとき」など、特定の動作をするときに限られます。これを「動作特異性」といいます。前に歩こうとすると足が出ないのに後ろ歩きならスタスタ歩ける、ペンをもつとうまく書けないのに筆なら字をかける、などという不思議なことも起こります。日によっては、その動作をしても症状が出ない、逆に症状が進行して動作特異性がなくなり、ほかのさまざまな動作も困難になるなどということもある点が、診断を難しくする面もあります（↓Ｐ１０２）。

3 朝方のほうが症状は軽い

ジストニアは、朝のほうが症状は軽く、夕方になるにつれて重くなりやすい傾向があり、

「早朝効果」といわれます。ただし重症化するにつれ、差が目立たなくなります。

「イップスかもしれない」と悩んでいる症状に、このような特徴がみられるなら、ジストニアの可能性があります。ジストニアであれば、整形外科や精神神経科ではなく、神経内科や神経外科で診てもらうとよいでしょう。

診療科による違い

一口に医療機関といっても、専門とする分野はそれぞれ違います。いわゆるイップスの原因は、なかなかわからないこともあります。

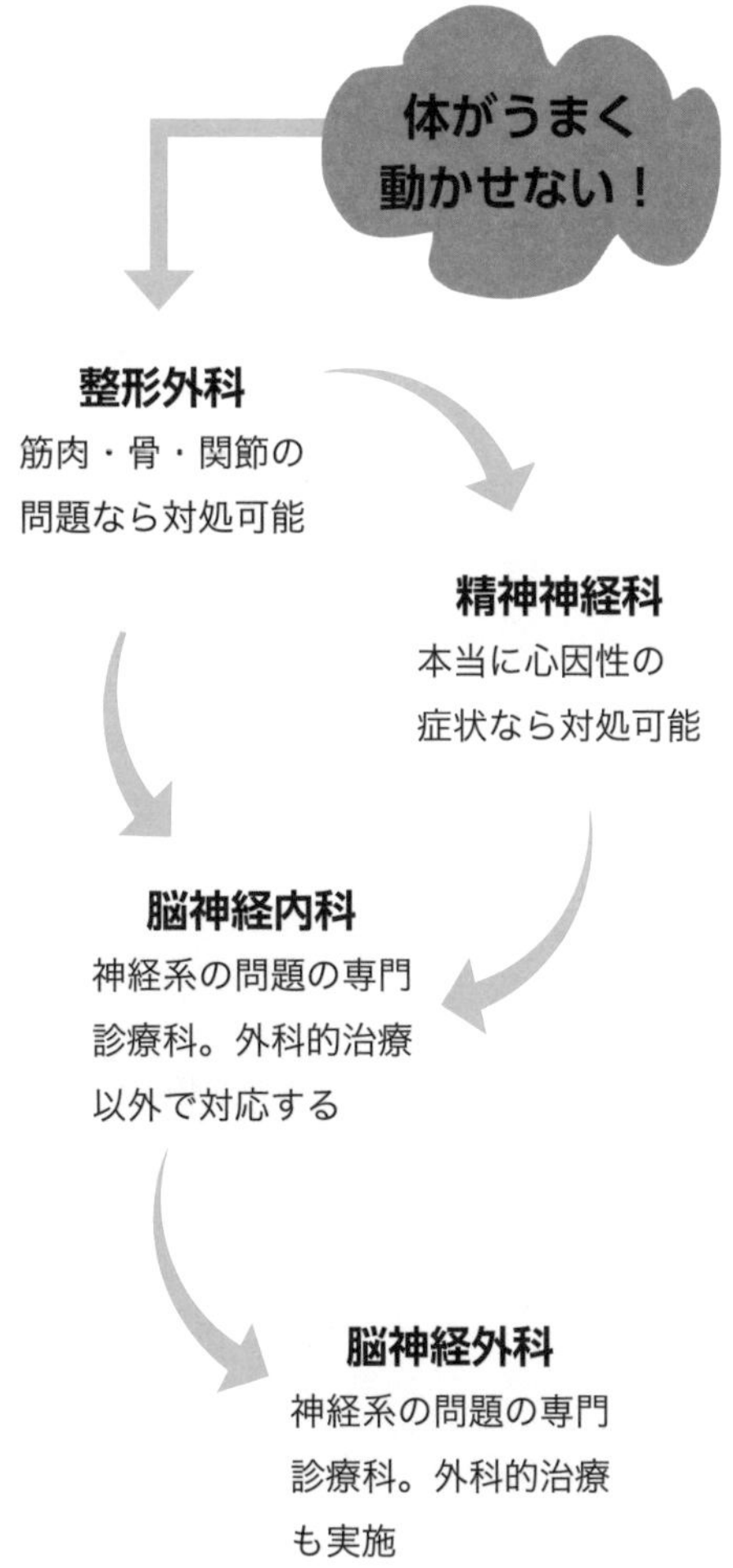

体がうまく動かせない！

整形外科
筋肉・骨・関節の問題なら対処可能

精神神経科
本当に心因性の症状なら対処可能

脳神経内科
神経系の問題の専門診療科。外科的治療以外で対応する

脳神経外科
神経系の問題の専門診療科。外科的治療も実施

イップス以外にもある「ジストニア」のいろいろ

●「ジストニア」は幅広い病態

筋肉の異常な収縮によって生じる症状を「ジストニア」と呼ぶようになったのは、１９１１年、ドイツの神経学者オッペンハイムが、現在では「遺伝性ＤＹＴＩジストニア」といわれている病態について、「異常な（ジス）筋緊張（トニア）＝ジストニア」と記したのが始まりです。遺伝性ＤＹＴＩジストニアは、一般的には小児期に片側の足に始まり、徐々に全身の筋肉へと症状が広がっていく遺伝性の疾患です。ただ最近、日本や韓国など東アジアでは10歳前後で、書痙（しょけい）の症状から始まるＤＹＴＩジストニアも少なくないことがわかってきています。

遺伝性の異常によって生じ、特定の疾患名として登場したジストニアですが、１９８０年代以降は、筋肉の異常な収縮がまねく症状を包括的にとらえる概念として使われるようになっていきました。

現在、「ジストニア」とされているものには、多種多様な病態が含まれています。大きくは、

ジストニアの分類

一次性ジストニア	二次性ジストニア
若年発症：遺伝性 DYTI ジストニアをはじめ、遺伝性のものが多い **成人発症**：局所性ジストニアの多く。いわゆるイップスもここに含まれる	● 薬剤性のジストニア ● 脳卒中の後遺症 ● パーキンソン病の症状 ● その他

ジストニアの症状のみが現れる一次性（原発性）のものと、服用している薬やなんらかの病気が原因で起こる二次性（続発性）のものに分けられますが、それぞれに多くの異なった病型がみられます。

先に述べたとおり、ジストニアはさまざまな部位に生じます。局所性ジストニアは、症状がある部位によって固有の呼び名がつけられているものもあります。たとえば、首の筋肉にジストニアが生じ、首が傾いたまま、戻そうとしても戻せなくなる状態になることがあるのは古くから知られており、ギリシャ時代からその記録が残っています。「痙性斜頸」といわれ、こわばりのある筋肉や、その筋肉を支配する末梢神経に対する外科的な治療が試みられてきました。また、手に起こるジストニアは「書痙」といわれます。「斜頸」や「書痙」などという呼び名のほうが、一般的には知られているかもしれませんが、これらもジストニアに含まれます。

いずれにしろ、ジストニアは脳や神経系統の問題で生じるものですが、知能がおかされることはありませんし、生死にかかわる病気でもありません。

ジストニアがある人は、10万人に30～40人ほどとされています。同じ脳の病気として知られている脳腫瘍は10万人に10人ほどといわれますから、決して珍しいものではないのですが、その実態は、神経の専門医の間でも、あまり知られていないのが実情です。

●局所性ジストニアの現れ方は多様

体の一部に起こる局所性ジストニアの一部は、「イップス」ととらえられていますが、すべての局所性ジストニアがイップスと重なるわけではありません。

たとえば、局所のジストニアで最も多くみられる「眼瞼痙攣（がんけんけいれん）」は、「重ならないもの」の代表といえます。まぶたがピクピク動く症状から、まぶたを開けようとしても開けられなくなるほどの重症例まで、幅広い病態がみられますが、この状態を「イップス」と考える人はまずいないでしょう。つまり、局所性ジストニアのすべてが、職業的に同じ動作をくり返していたり、猛練習を重ねていたりすることで起こるというわけではないのです。

なかには、薬剤性ジストニアといって服薬している薬の影響と考えられる薬剤性の症状である場合もあります。いずれの場合も、意思とは無関係に、拮抗（きっこう）する筋肉がどちらも収縮し続ける状態が続くという点は共通していますから、その点において「ジストニアである」ということができます。

局所性ジストニアの症状の現れ方には次のようなものもあります。

【目が開けづらい→眼瞼痙攣】

「痙攣」は筋肉が強く収縮した状態を指す言葉です。まぶたの開け閉めをおこなう眼輪筋（がんりんきん）という筋肉が痙攣を起こし、まばたきが制御できなくなり、不要なまばたきが増えるなどといった症状が現れます。眼科を受診し、「ドライアイでしょう」などといわれて、点眼薬を処方されることもあります。

一時的な症状であれば問題ありませんが、なかには重症化し、目を開けようとするとギューッとまぶたに力が入って目をつぶってしまい、開けられなくなる人もいます。筋肉の収縮をやわらげるための注射（ボツリヌス療法→第4章）や、「クラッチ眼鏡」といわれる、まぶたを軽く支えるための専用のワイヤを利用するなどといった方法もありますが、それでも満足のいく改善がみられなければ手術を検討します（→第5章）。

【首が曲がってしまう→痙性斜頸】

首や肩の周囲の筋肉が収縮し、頭、首、肩などが自分の意思に反して不自然な姿勢を示す状態です。頭が横を向く、頭が横に倒れる、頭が前後に倒れる、肩が上がる、下あごが突き出る、体が横にねじれるなど、症状の現れ方は人によって異なりますが、自分の意思では姿勢を戻せず、無理に戻そうとすれば、かえって悪化してしまいます。

脳性まひや抗精神病薬の服用などにより、二次的に生じることもありますが、明らかな原因が見当たらない場合も少なくありません。

頚椎の変形などにより、首が曲がった状態になることもあるので、首の姿勢が不自然だからといってすべてが痙性斜頸というわけではありません。

【字が書きづらい→書痙】

ペンで字を書こうとすると、手が思うように動かせなくなってしまうという状態を「書痙」といいます。日本では明治時代くらいから使われている呼び名なので「ジストニア」という言葉より、一般的には有名といえるでしょう。英語ではWriter's cramp(文筆家のクランプ=痙攣)と呼ばれます。漫画家や作家など、文字を書く、あるいは絵を描く動作をひたすら続けてきた人に起こりやすいことに由来します。イップス同様、職業性・動作特異性の局所性ジストニアととらえることができます。

「書痙」と聞くと、「手がふるえて字がうまく書けない症状だ」というイメージがある人も多いでしょう。しかし、現在、医学用語として「書痙」という言葉を使う場合には、筋肉の異常収縮がみられる局所性ジストニアを指していて、「ふるえる」という症状は含まれません。

この点については、第2章でお話ししていきます。

【声が出しづらい→痙攣性発声障害など】

声楽家、歌手のイップスのところでお話ししたように、声帯に生じる局所性ジストニアと考えられます。職業性のものも多いのですが、とくに職業とは関係なく発症することもあります。

声帯がきつくしまりすぎ、声が詰まったようになるタイプを内転型、開いたままで閉じにくくなり、息がもれてかすれ声になるタイプを外転型といいますが、発症者の多くは内転型です。

のどのまわりの筋肉だけでなく、舌や、口のまわりの筋肉に強い収縮が起きていることで、うまく発声できなくなることもあります。発声のほか、ものが飲み込みにくくなるという症状につながることもあります。

局所性ジストニアのいろいろ

眼瞼痙攣
まばたきが増えたり、目を開けにくくなったりする

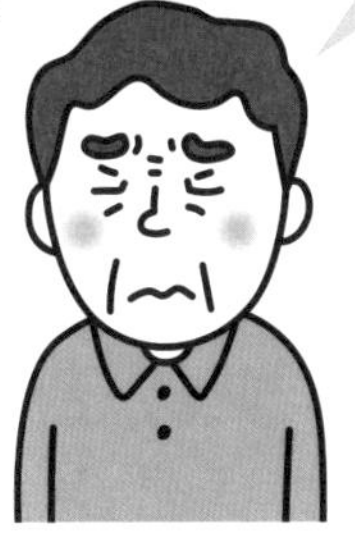

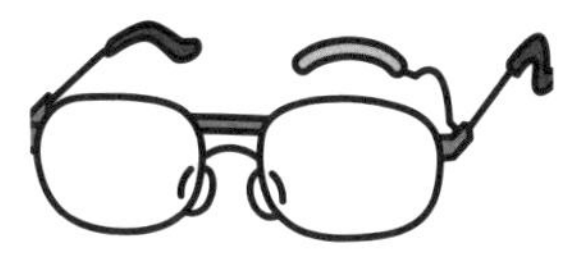

眼瞼痙攣への対処法のひとつとして利用されることがある「クラッチ眼鏡」。まぶたを支えるワイヤがついている

痙性斜頸
首が曲がったり、肩が上がったりして姿勢をコントロールできなくなる

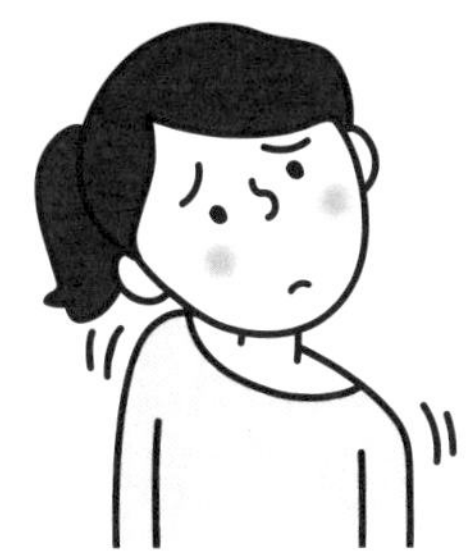

書痙
字を書こうとすると手が動かなくなる

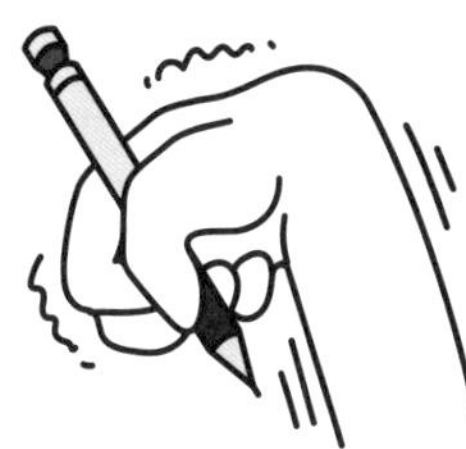

このほか、いわゆるイップスの多くは
局所性ジストニアと考えられる

このほかにも、たとえば「階段を降りようとするときだけ、どうしても足が一歩出ない（足が内側に曲がってしまう）」などという症状を訴える人もいます。

ふつうなら動かそうとしても動かない「耳」が、ピクピク動いて痛くなってきたなどという訴えもあります。私がみた患者さんの場合は服薬している薬（抗精神病薬）の影響とも考えられましたが、診断としては「耳の局所性ジストニア」となります。

このようにじつにさまざまなかたちで現れるジストニアですが、身近な不随意運動のかたちでもあるわけです。

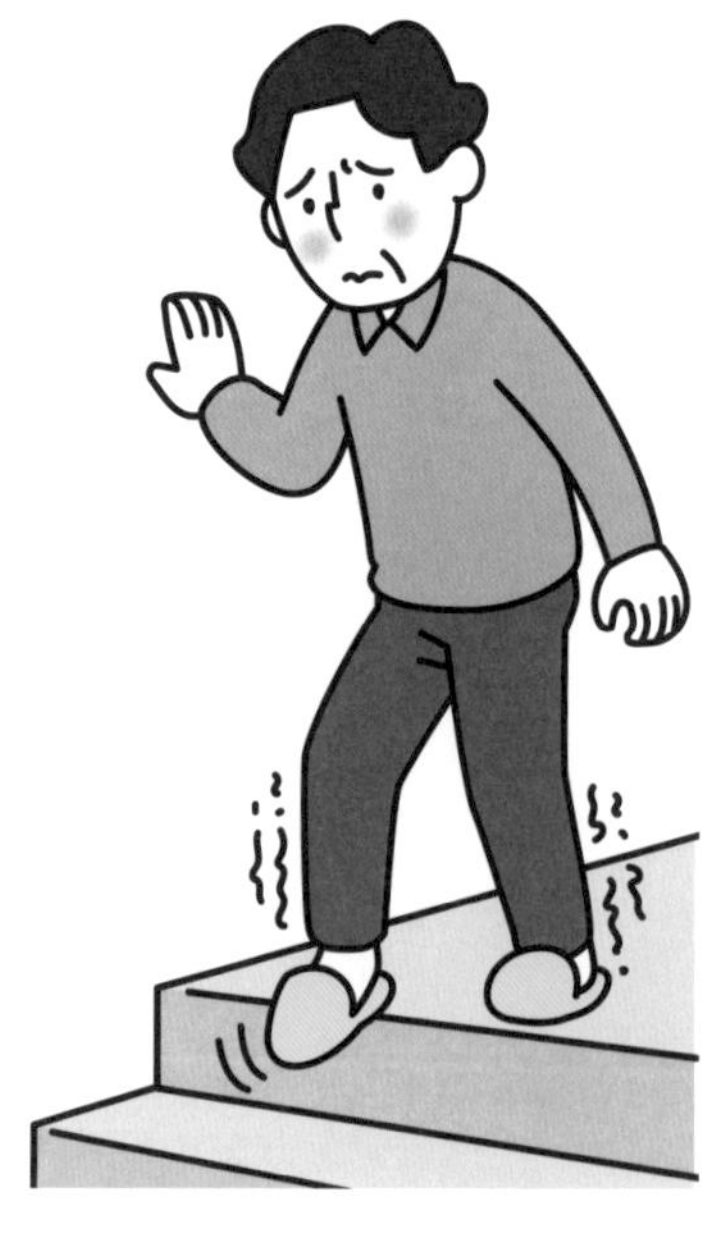

第2章

「ふるえ」が止まらない！

「書痙＝ふるえ」ではない

●漫画家も、文豪たちも悩んだ書痙

前章で、「書痙は医学的に局所性ジストニアのことをいう」とお話ししました。しかし、書痙という言葉は、二つの点で誤解されていることが多いようです。一つは、「書痙は手がふるえる症状だ」と考えている人が多い点、そしてもう一つは「心理的な影響で起こる症状だ」という誤解です。

まず、書痙＝手のふるえなのか、という点についてお話ししていきましょう。専門的な医学で「書痙」という場合には、「書く（描く）」という特定の動作をしようとすると、手がこわばって動かせなくなる症状を指しています。文筆家、漫画家など、「書く（描く）」ことを職業としている人にしばしば起こるという点では、前章でお話ししてきたイップスと同様、職業性ジストニアという側面もあります。

日本でも、書痙があったといわれる有名な作家はたくさんいます。谷崎潤一郎や松本清張はその代表で、書痙となってからは口述筆記で創作活動を続けていたなどといったエピソー

ドが知られています。精神分析で有名なフロイトなども、書痙があったそうです。

書痙でペンがうまく操れなくなるのは、意思とは関係なく手の筋肉に強い収縮が起こるからです。筋肉が強く収縮して硬直すると、細かくふるえているようにみえることもあります。手塚治虫の『ブラック・ジャック』には、メスを持つブラック・ジャックの手がギュっと硬直し、思うように動かせなくなるというエピソードがありますが、そこでは、こわばった手を無理に動かそうとして、細かくふるえたように描かれています。さすがの天才外科医もその状態では手術できず、ほかの医師に「かわって」と頼みます。

ここで「書痙」について、作家や漫画家などが仕事中、手に痙攣を起こす状態などとも説明

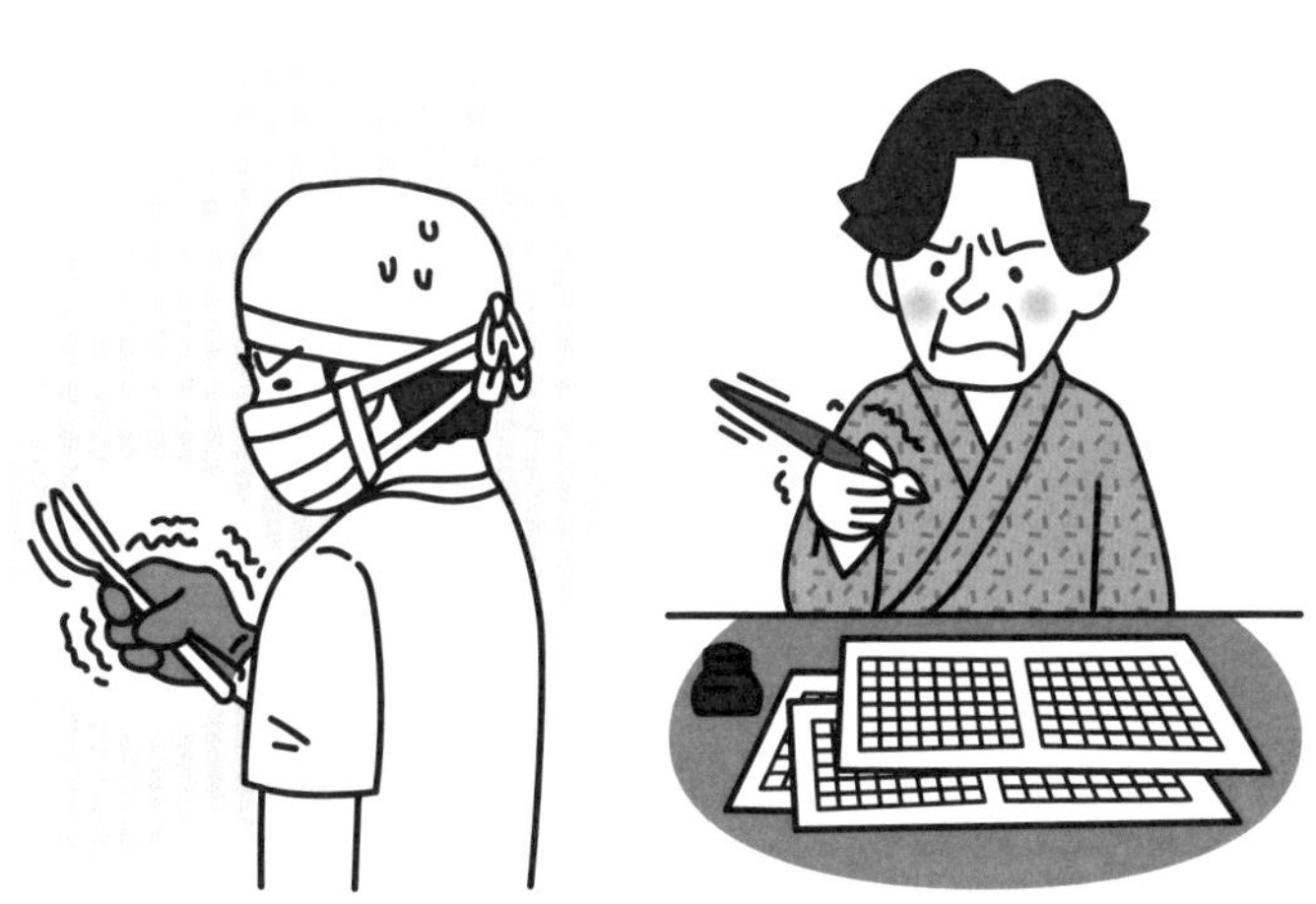

書痙は、手を酷使する職業の人に起こりやすい

されています。正確にいえば、医学用語としての「痙攣」は、脳の大脳運動野の運動神経細胞の異常かつ持続的興奮によるものを指します。ブラック・ジャック氏の手のふるえは、筋肉に力が入りすぎて硬直した結果生じたものなので、痙攣という表現はじつは誤りなのですが、「ふるえてみえる」という点は共通します。

ペンとメスという違いはありますが、ブラック・ジャック氏の手に起きていたのと同じような症状が、書痙の手にもみられます。

書痙と間違われやすい本態性振戦

硬直してふるえたように見えるなら、「書痙＝ふるえ」というとらえ方は間違いではないのではないかと思われるかもしれません。しかし、医学的には、書痙の診断にふるえがあるかどうかは関係ありません。

自分の意思に反して起こるふるえは、医学的には「振戦（しんせん）」といいますが、硬直によるふるえと振戦は、その起こり方が違います。振戦は、筋肉の収縮と弛緩（しかん）が交互に、リズミカルに起こるもの。筋肉が収縮した状態が続く硬直とは別のものです。手がこわばって思うように動かせないのが書痙であり、ふるえはないこともあります。

一方、「手がぶるぶるふるえて止まらず、字が書けない」という症状に悩んでいる人も数

手を動かす筋肉に起こること

「書く」動作をするとき、指や手首の関節を動かす筋肉は目的に沿って収縮、あるいは弛緩します。書痙や振戦は、この筋肉の動きに問題が生じている状態です。

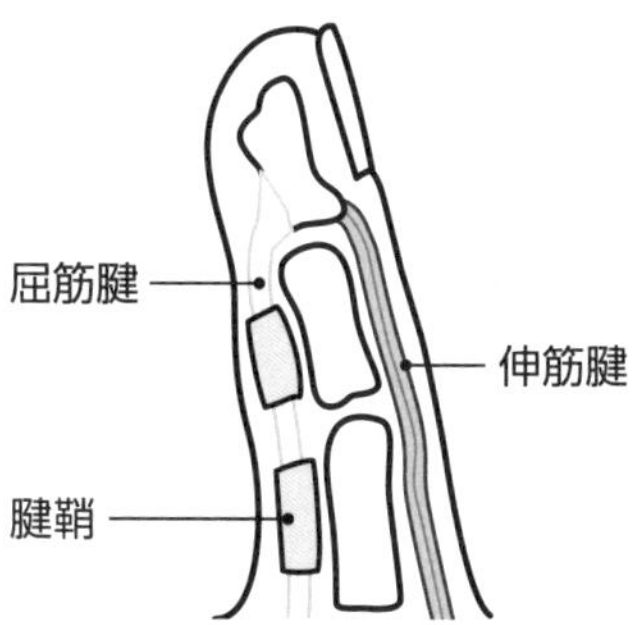

指が動くしくみ

伸筋腱につながる筋肉が収縮すると、伸筋腱が引っ張られて指が伸び、屈筋腱につながる筋肉が収縮すると、屈筋腱が引っ張られて指が曲がる

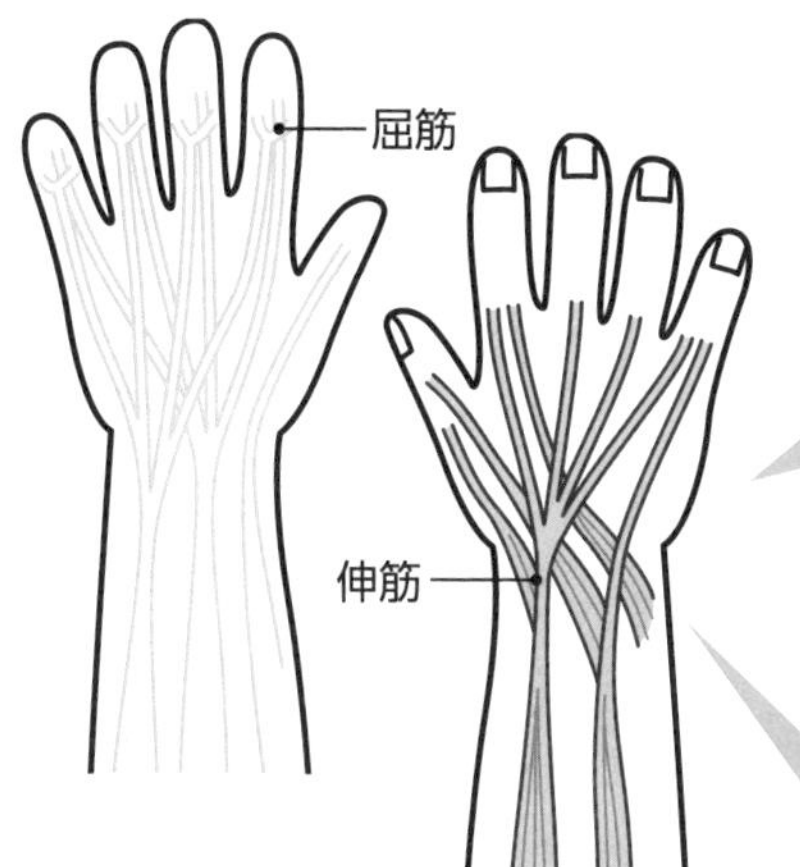

書痙（局所性ジストニア）

「書く」という動作時に必要な筋肉のうち、本来は収縮する必要のない筋肉まですべて収縮した状態になるため、思いどおりに動かせなくなる（共収縮）

手の動きにかかわる筋肉

手首や肘の間にある筋肉は、手首の動きだけでなく、指の曲げ伸ばしをする伸筋腱・屈筋腱の動きにもかかわっている

振戦

「書く」という動作をしようとすると、動作とは関係なく、屈筋と伸筋が交互に収縮と弛緩をくり返す

多くいます。ふるえるだけで手のこわばりがなく、動かそうとすると違う方向に曲がるなどといった症状がないのなら、その多くは医学的には「本態性振戦」といわれるものにあたります。振戦は先に述べたとおりふるえのことで、「本態性」とは、医学的に原因がよくわからないという意味です。

後で詳しくお話ししますが、本態性振戦は手のふるえを主症状とする病気で、なにか動作をしたり、一定の姿勢をとったりしたときにふるえが生じやすくなります。なかには「字を書くときだけ」にふるえが生じることもあります。この場合は「純粋書字振戦」といわれ、「書痙」とは区別されます。

書痙は職業性ジストニアという一面もありますが、本態性振戦は特定の動作をすることが多いから発症しやすい、というものではありません。原因ははっきりしませんが、遺伝的要因の影響があるものと考えられています。

もっとも、こうした定義は専門医以外にはほとんど知られていません。医学的な定義とは別に、世間でいう「書痙」には局所性ジストニアだけでなく、本態性振戦も含まれているといえます。

column 書痙で休業、治療により復帰した漫画家さん

20年ほど前になりますが、「書痙」と診断された漫画家さんの治療を手がけたことがあります。

少女漫画雑誌での連載をもち、多忙を極めていた日々のなか、利き手に違和感が出始めたそうです。日常生活上の作業はまったく問題ないのですが、字を書いたり、絵を描いたりしようとすると筋緊張、ふるえが生じ、指先を自分の意思どおりに動かすことができません。とくに字を縦に書いたり、曲線を描いたりするのは困難をきわめました。

職業の性質上、緻密かつ大量に「描く（書く）」ことができなければ、連載作家としての仕事は成り立ちません。症状が出始めてから数ヵ月後には、休業することになりました。

いくつかの医療機関にかかり、某大学病院の神経内科で書痙と診断されたのですが、そこでは「完治が難しく、治し方が確立されておらず、いつ治るか正直わからない」といわれたそうです。

その方は一刻も早い復帰を願い、私たちの施設にいらっしゃいました。そして、「もし治るのなら、明日にでも手術をしてもらって手を治したい」とおっしゃり、定位脳手術（→第5章）を受けられたのです。

手術後は見事に復帰され、活躍を続けていらっしゃいます。

「緊張しやすいから発症する」という誤解

書痙にまつわる二つ目の誤解、「書痙は心理的な影響で起こる症状である」と考える人が多いのは、いわゆるイップスと同様の状況です。書痙の場合、「ふるえる症状」という一つ目の誤解が、二つ目の誤解を強めている面があります。緊張が高まると、誰でも生理的現象としてふるえが生じやすくなります。書痙はその延長線上にある症状、つまり他人を意識するあまり、緊張が過度に高まって起こる対人恐怖の症状とみなされやすいのです。

こうしたとらえ方は、医学の世界でも根強くみられました。国際的に用いられているさまざまな疾患の診断基準の一つにＷＨＯ(世界保健機関)が作成しているＩＣＤ(国際疾病分類)があります。ＩＣＤは改訂を重ねており、最新版の11版、ＩＣＤ―11は２０２２年に発効の予定ですが、その前の10版、ＩＣＤ―10では、書痙は「Occupational neurosis, including writer's cramp（職業性神経症、書痙を含む）」と書かれており、「精神及び行動の障害」に分類されています。ＩＣＤ―10には「神経系の障害」というカテゴリーもあるのですが、そこには含まれず、あくまでも精神的な問題ととらえられてきたのです。

ですから、書痙が心理的な影響で起こる症状であり、神経症や不安障害の現れだというのがこれまでの世界的な共通認識だったという面もあります。

用語の定義の変化が混乱のもと

書痙＝心理的な問題の現れという誤解が世界的な共通認識として広がった理由の一つに、用語そのものの問題があります。「書痙」という言葉は、1833年、イギリスのチャールズ・ベルという有名な神経内科の先生によって最初に医学的文献に記載されました。その後、60年ほどたってから、これまた著名な神経内科のガワーズという先生が、書痙のことを職業性 Neurosis と呼ぶようになったのですが、これが混乱のもとになりました。イギリスのこの時代の英語では、Neurosis という言葉は神経疾患＝Neurological disorder という意味で使われていました。これがドイツ語圏に入ると神経症、いわゆるノイローゼ(Neurose) と混同され、「書痙は神経症だ」という考え方が蔓延していったのです。

新たな変化が生じたのは、1980年になってからのこ

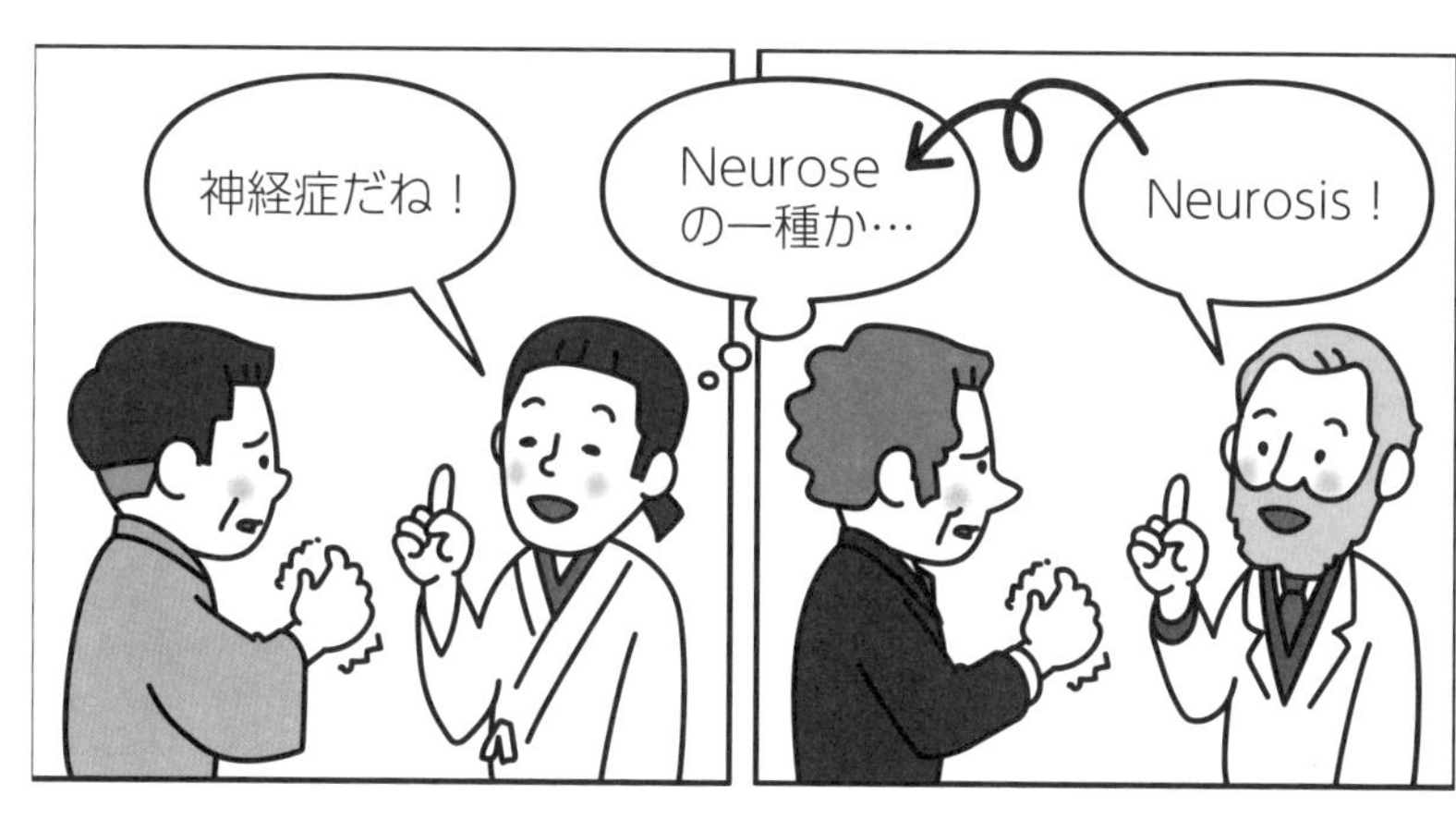

とです。これもイギリスの2人の神経内科医が、書痙のある29人の患者さんを調べたところ、精神的にはまったく対照群と変わらないこと、さらにジストニアという病気と非常に類似した特徴がみられることがわかりました。そこで2人は、書痙は精神的な問題ではなく、局所性のジストニアととらえるべきだと提唱したのです。

余談になりますが、医学用語は基本的にはラテン語が使われます。それは、ラテン語が実生活上で使用されることはない「死語」だからです。生きている言葉は、時代とともにその意味が変わっていくことが少なくありません。その点、日常的に使われることのない死語は、未来永劫、言葉の意味が変わるおそれはありません。「書痙」のような混乱は生じえないのです。現在は、書痙はジストニアであるということが明確になっています。専門医のなかでは、「心因性ではない」というのが常識であり、実際、約30年ぶりの改訂となったＩＣＤ－11では、書痙は「精神及び行動の障害」ではなく「神経系の障害」に分類されるなど、変化がみられます。

もっとも、そうした変化は必ずしもすべての医師に共有されているわけではありません。書痙と思われる症状がある患者さんは、まず整形外科にかかります。そこで「うちではちょっと……」といわれ、心療内科、精神科に通ってみるものの、ベンゾジアゼピン系の抗不安薬などを出されるだけで効果はない、眠いだけという人が多いのが実情です。

column 書痙の仲間？ 「茶痙」とは？

日本では、明治25年（1892年）の判子が押してある『実用新治療書』という書物に、書痙についての記載が出てきます。背中に電気を通すと治りやすい、患者の仕事をやめさせてはいけないなどと書かれています。この頃すでに「書痙」という状態は知られており、治療法が求められていたことがわかります。

昭和40年ごろの論文をみると、書痙ならぬ「茶痙（ちゃけい）」などという言葉も出てきます。お客さんにお茶を入れようとすると、手がふるえてお茶がいれられなくなる症状を指しているのですが、これは本態性振戦と考えるのが妥当でしょう。

「人前で悪化するから」といって、心因性というわけではありません。客人を前に、失敗してはならないと緊張するのは当たり前のことです。緊張度が高いからふるえるようになるわけではなく、あって当然の緊張度でも、大きくふるえてしまうのが本態性振戦なのです。

医学的な書痙は、一人であろうと人前であろうと、どこでも同じように症状が出ます。こうした点にも、「書痙」と「本態性振戦」の違いはみられます。

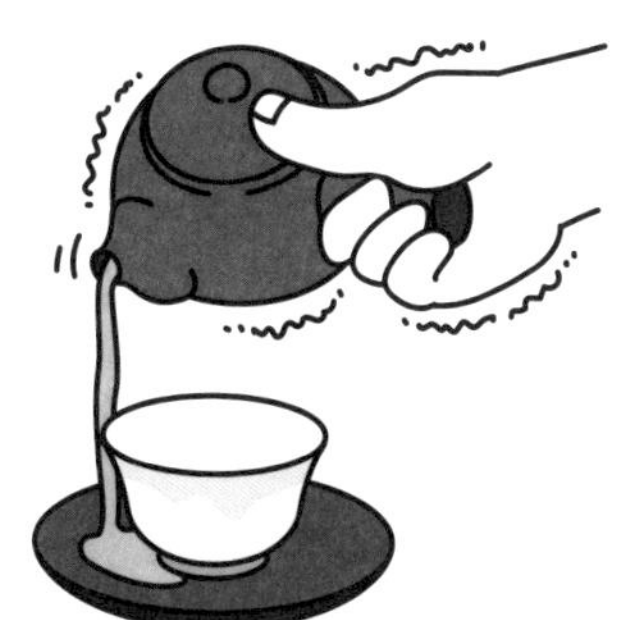

病的なふるえの原因はいろいろ

●生理的なふるえと、病的なふるえ

さてここからは、ふるえそのものについて触れていきます。ふるえは、不随意運動の中では最もよくみられるもの。意思とは無関係に筋肉の収縮と弛緩がリズミカルにくり返される状態です。書痙と混乱されがちなのは手のふるえですが、ふるえが生じる部位は手に限りません。頭、口、足、声帯など、あらゆる部位に現れる可能性があります。

緊張したとき、寒いとき、発熱時などにふるえが出るのは生理的な現象、「あってあたりまえ」のことです。問題になるのは、普通ならふるえないときにふるえる、普通のふるえの範囲を大きく超えてふるえるという場合です。

問題となるふるえについては、発生時の状況によって大きく2つに分けられます。じっとしているときに現れる静止時振戦（安静時振戦）と、なんらかの動作をしたり一定の姿勢をとったりするときに現れる動作時振戦の2つです。

静止時に現れるふるえを生じさせる代表的な疾患はパーキンソン病、動作時振戦の代表が

出現状況によるふるえの分類

静止時振戦（安静時振戦）

安静にした状態で生じるふるえ。動かすと、ふるえは小さくなったり、消失したりする

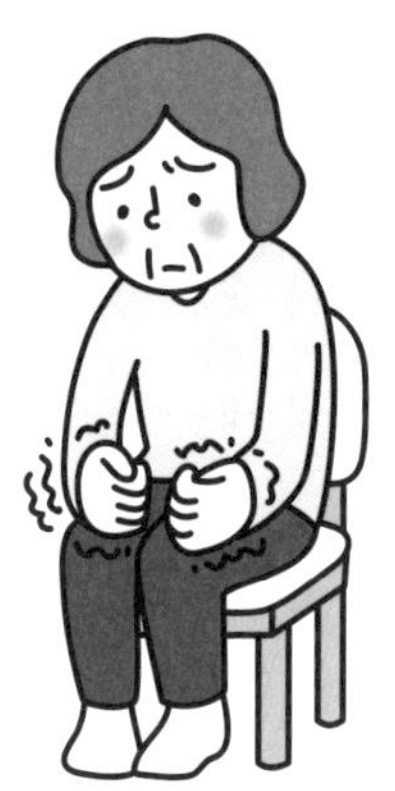

パーキンソン病は、手を膝の上に置いているときなど、安静時にふるえが生じやすい

動作時振戦

体の動きにともなうふるえ

姿勢時振戦
腕を伸ばした状態を保つなど、特定の姿勢をとったときに現れる

企図振戦
ものをつかもうとするときなど、対象物に近づくほどふるえが大きくなるなどがある

本態性振戦は、動作時のふるえが目立つ

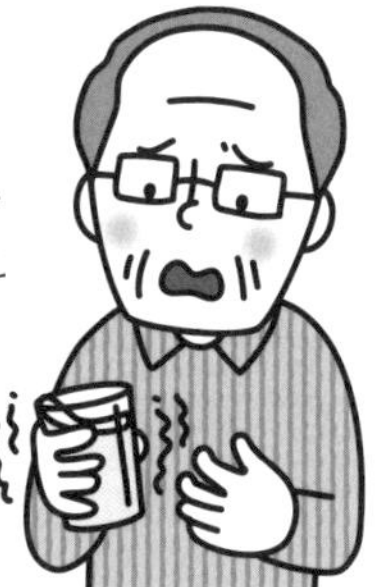

運動時振戦
体の一部を意図的に動かしたときに現れる

本態性振戦です。

その他、小脳の病気や内科的な病気、アルコールや薬物などの影響でふるえが生じている場合もあります。

●ふるえの原因を見分けるポイント

病的なふるえかどうか、そうだとしたらなにが原因かを知ることは、対応を考えるうえで重要です。正しい診断のためには医療機関にかかる必要がありますが、原因が異なれば、適切な診療科が異なる場合もあります。おおよその見当はつけておきたいところです。

ふるえが起き始めたときの状況、持病の有無、ふるえ以外の症状、ふるえの現れ方などは、診断を受ける際にも聞かれることですから、整理しておくとよいでしょう。

1 ふるえのタイプ

静止時振戦か、動作時（姿勢時）振戦か。ふるえがどのようなときに現れるか、自分の症状をふり返り、出現状況を明らかにしておきましょう。

2 ふるえ以外の症状

ふるえだけでなく、ほかにも気になる症状があれば必ず医師に伝えます。ふるえ以外の症状によって、考えられる原因は異なってきます。

□断続的に反復して起こる神経症状→多発性硬化症（→p77）
□最近の突然の筋力低下、言葉が出ない、ろれつが回らないなど→脳卒中
□錯乱および発熱→髄膜炎、脳炎、脳膿瘍、または脳腫瘍
□筋肉のこわばりや、歩行および姿勢の異常、ならびに動作緩慢→パーキンソン病、またはパーキンソニズム
□体重減少、食欲亢進、動悸、下痢、および耐暑性の低下→甲状腺機能亢進症
□感覚障害→末梢神経障害
□興奮および幻覚→アルコール離脱症状または薬物中毒

3 ふるえと関連する持病

持病のコントロールがうまくいっていないために、ふるえの症状が現れる場合もあります。ふるえと関係ないと思われる病気であっても、現在、治療中の病気があれば必ず医師に伝えましょう。

□糖尿病

□肝臓病
□腎臓病
□その他

4　服薬、飲酒など

ふるえの原因になりうる薬剤は多岐にわたります。現在、服用している薬があれば、薬剤名、服用量、服用期間など、正確に伝えるようにします。

また、カフェインやアルコールのとりすぎが、ふるえと関連していることもあります。コーヒー、茶類、カフェイン飲料などを日常的にどれくらい摂取しているか、飲酒の習慣があるか、あるとすれば飲酒の頻度、飲酒量はどれくらいかを聞かれることもあります。

5　家族歴

本態性振戦は、遺伝的要因の影響も少なからずあると考えられています。同じようにふるえの症状がある人が血縁者にいるかどうかも、医師に伝えるべき事項の一つです。

パーキンソン病と本態性振戦

●パーキンソン病のふるえは静止時に現れる

静止時振戦の代表的な原因疾患であるパーキンソン病は、運動に関連する情報伝達に必要なドーパミンという神経伝達物質が少なくなることで発症する病気で、ふるえのほか、動作がゆっくりになる、筋肉がこわばって動きがぎこちなくなる、足がすくんで転びやすくなるなどといった症状もみられます。

パーキンソン病によるふるえは、先に述べたとおり、手をひざの上に置いているときなど静止時に現れやすいのが特徴です。とくにふるえが片側のみにみられる場合には、パーキンソン病の可能性が高いといえます。

パーキンソン病の場合、脳の黒質という部分の神経細胞が変性し、脱落していくことでさまざまな運動症状が現れるのですが、服用している薬剤の影響など、その他の原因で同じような症状が出る場合もあります。これらパーキンソン症候群（パーキンソニズム）も静止時にふるえが出るため、原因の確認が必要です。原因が違えば、適切な対応のしかたがかわっ

パーキンソン病の特徴

運動症状がメインですが、運動症状以外にも、パーキンソン病の影響は現れます。

運動症状

ふるえは発病初期から自覚されやすい症状。進行するとともに、運動機能の低下がみられるようになる

ふるえ
（安静時振戦→ P65）

筋肉のこわばり

動きが鈍くなる

姿勢を保ちにくくなる

服薬期間が長くなると出やすい症状

ジストニア

ジスキネジア

その他

自律神経症状
便秘／頻尿／多汗／不安定な血圧変動など

睡眠障害

てくるからです。

本態性振戦は遺伝的要因がかかわっている

病名としてよく見聞きするのはパーキンソン病のほうかもしれませんが、パーキンソン病の患者数は15〜20万人程度であるのに対し、本態性振戦の有病率は人口の数%〜10%。少なくとも100万人以上の人にみられるとされています。生理的ふるえ以外の、病的なふるえの多くは、この本態性振戦に当てはまると考えられます。

「本態性」とは、症状はあるけれど原因がはっきりしない、という意味で使われる医学用語です。本態性振戦は、その名のとおり「原因がよくわからないふるえ」です。耳慣れない病名かもしれませんが、先に述べたとおり、決して珍しい疾患ではありません。親や兄弟姉妹に同様の症状がみられる人も少なくなく、遺伝的要因がかかわっているとされます。一方で、高齢者に多い症状であることから、加齢の影響もあると考えられます。

本態性振戦の症状が重い場合、パーキンソン病ではないかと心配する人が多いのですが、それぞれ特徴は異なります。本態性振戦ではふるえ以外の症状はなく、パーキンソン病でみられるような体のこわばりや歩行障害などは現れません。痛みやしびれ、麻痺が起こることはなく、命にかかわるような心配もありません。

●重症の場合、生活への影響は大きい

最も多いのは手のふるえですが、首がふるえる、人前でスピーチするときに声がふるえるなどといったかたちで症状が出ることもあります。足がふるえるという訴えも、あまり多くはありませんが、みられることがあります。

書痙と混同されやすいことは先にお話ししたとおりですが、「書く」という動作に限らず、なにかしようと手を動かしたときや、腕を前に上げた姿勢をとったときなどにふるえが生じやすくなります。年齢が高い人に多くみられるため、「老化現象の一つだから、我慢するしかない」などと考える人が少なくありませんが、「ふるえるだけ」といっても、生活の質は大きく下がってしまいます。近年は、高齢になっても仕事や社会活動に積極的な人が多いだけに、その影響は深刻です。

ふるえがひどくなると、いわゆるミミズが這(は)ったような字になる、箸やナイフ・フォークが使いにくい、グラスに入った飲みものをうまく飲めずにこぼしてしまう、スマホやマウスの操作が難しい、服のボタンをはめられない、歯ブラシがうまく扱えず一人で歯磨きができないなど、日常生活のさまざまな場面で困ることが多いのです。

生活するうえで大きな問題になっているようなら、あきらめずに治療を考えてみるとよい

パーキンソン病と本態性振戦の比較

特徴	パーキンソン病	本態性振戦
ふるえが現れる状況	じっとしているとき	なにか動作をするときや、特定の姿勢をとったとき
家族歴	とくにないことが多い	同様のふるえがみられる家族がいる場合が多い
筋肉のこわばり	こわばりがみられ、動きがぎこちない	とくにみられない
歩行	腕ふり、歩幅が小さくなる	とくに影響はみられない
飲酒の影響	ふるえの改善にはつながらない	ふるえが和らぐことが多い

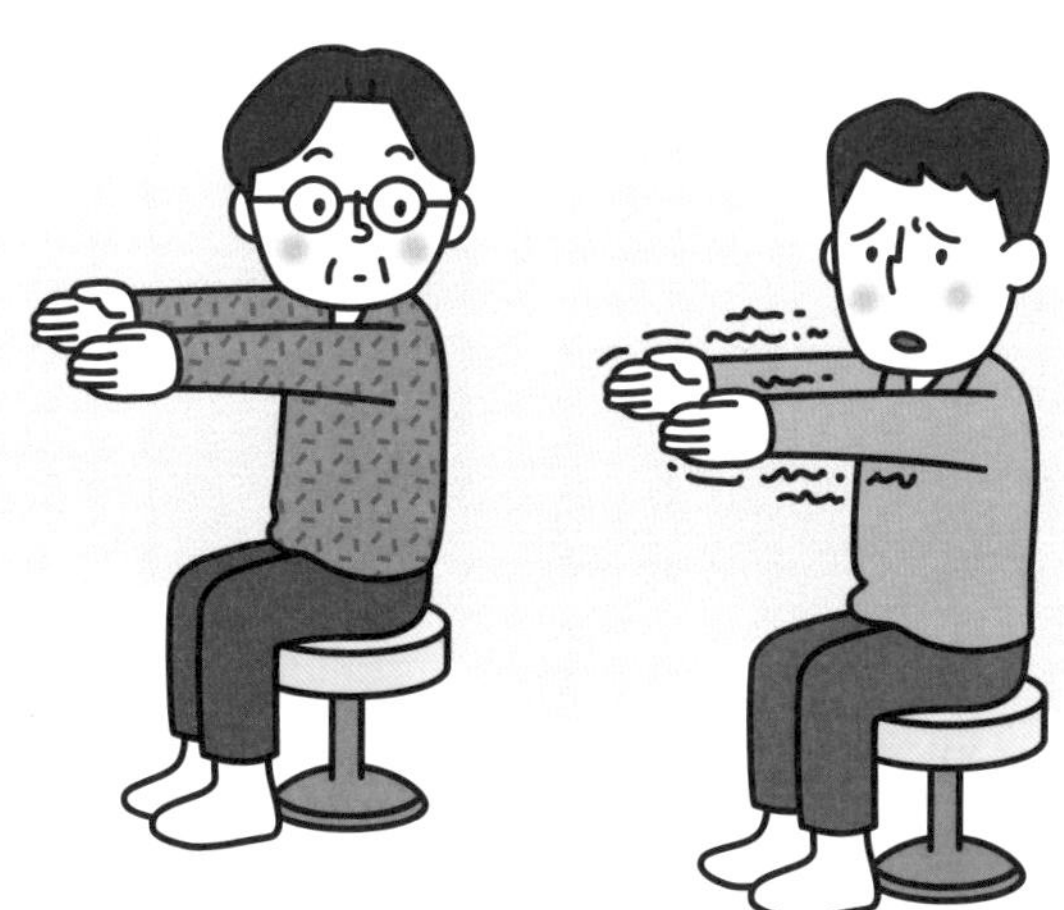

パーキンソン病によるふるえは、手を動かすと減る。本態性振戦は、腕を水平に伸ばした状態を保とうとするとふるえがひどくなる

でしょう。

●「心因性」という誤解がつきもの

本態性振戦が高齢者に多くみられるというのはたしかですが、じつは若年・壮年の患者さんも少なくありません。発症のピークは60代のほか、20代にもあります。なかには、小中学生のころから違和感をかかえていたものの、まわりから「あがり症だ」「緊張しすぎだ」などといわれるだけで、「病気」という自覚はなかったという人も多くいます。

人間は緊張するとだれでも生理的にふるえが起こります。本態性振戦がある人は、緊張しやすい場面では、よりふるえが激しくなる傾向がみられます。そのため、本態性振戦は、緊張やストレスによる「心因性のもの」と思われやすいのですが、「緊張しやすい人に本態性振戦が多い」という因果関係は否定されています。

緊張しやすいから、緊張感が強いからふるえるようになるわけではなく、同じくらいの緊張度で、人よりずっと大きくふるえが生じる状態が、本態性振戦です。緊張したときに、ふるえ症状が目立つ傾向はありますが、本態性振戦の症状は、一人で着替えをする、グラスの水を飲むなどといった、およそ緊張する理由のない場面でも現れ、日常生活の妨げになりやすいのです。

もっとも「心因性のふるえ」というものはない、というわけではありません。身体症状症、転換性障害などという、心理的な葛藤が身体症状として現れる症状の一つとして、ふるえが生じることもあります。身体的な異常が見当たらないという点は、本態性振戦と同様ですが、突然、症状が現れるようになった、症状の現れ方に一貫性がないなど、本態性振戦とは少し異なる特徴がみられます。

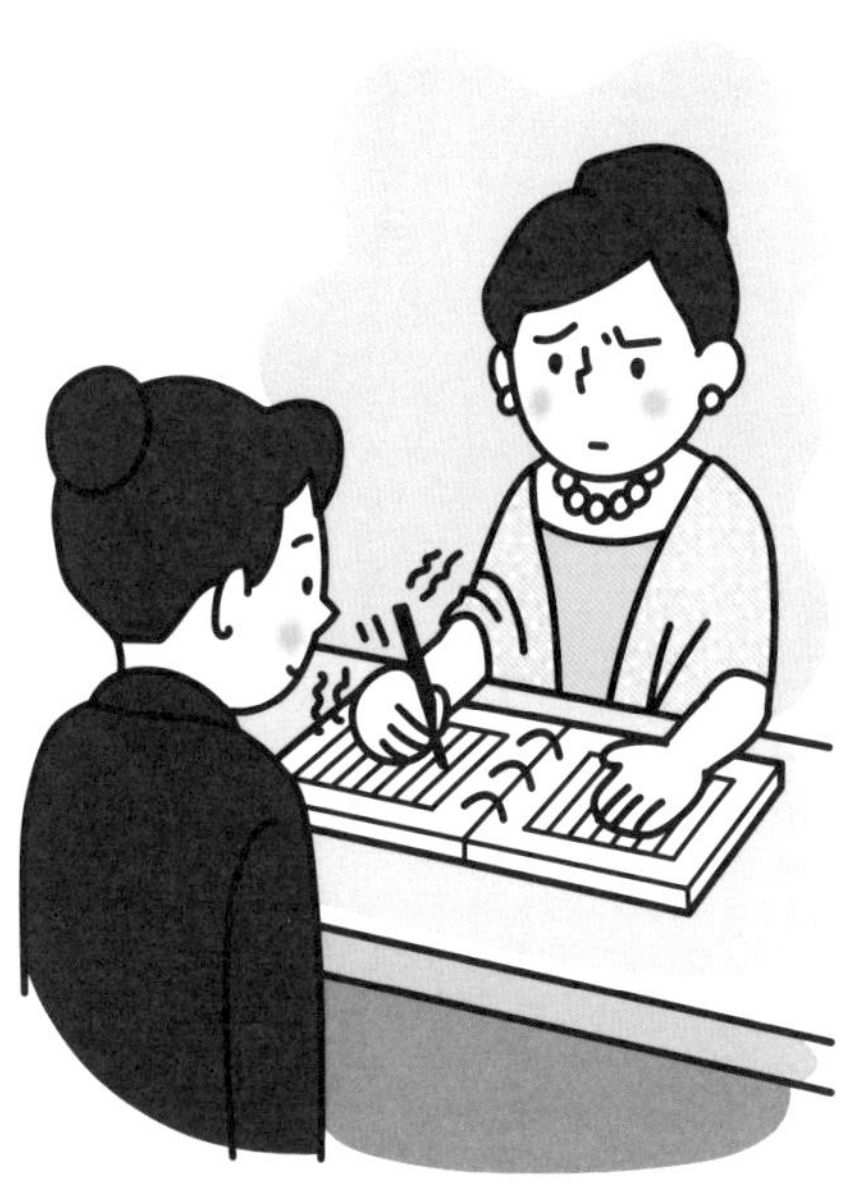

本態性振戦によるふるえは、人前で記名するときなど、緊張時に大きくなることもあるが、緊張しない場面でもふるえは生じる

その他の原因によるふるえ

●小脳の障害で起こるふるえ

ふるえをまねく病気の代表格は、パーキンソン病や本態性振戦ですが、その他の原因でふるえが生じることもあります。

たとえば、脳卒中の後遺症として、手足のふるえがみられることがあります。とくに小脳に障害が残ると、動作時振戦のなかでも、「企図振戦(きとしんせん)」というタイプのふるえが出やすくなります。企図振戦は、なにか取ろうとして手を伸ばしたとき、目標とするものに近づくにつれてふるえが大きくなり、うまくつかめなくなるような状態です。小脳は運動のコントロールに重要な部位であり、その働きに問題が生じると、「ものをつかむ」といった動作がうまくできなくなってしまうのです。

脳卒中は脳の血管に起こる障害ですが、多発性硬化症など、神経そのものの病気によって、ふるえが生じるようになることもあります。ふるえが気になる場合には、神経内科への受診がすすめられます。

内科的な疾患で現れるふるえ

内科的な疾患や、アルコールや薬物の影響などでふるえが出現することもあります。

たとえば甲状腺機能亢進症では、手などに細かなふるえがみられます。体重減少や発汗、頻脈、動悸などもあるので、気がかりな点があれば血液中の甲状腺ホルモンの量を調べておきます。

その他、肝臓や腎臓の病気、糖尿病などの持病がある人は、容態が悪化したときにふるえが生じることがあります。もっとも、そうした場合には、ふるえよりも意識レベルの低下など、より深刻な症状が問題となります。

また、アルコールや服用した薬の影響で、ふるえが生じたり、ふるえがひどくなったりする

column 多発性硬化症とは？

脳や脊髄、視神経などに炎症が起き、神経が損なわれていく病気です。原因ははっきりしていませんが、免疫異常がかかわっていると考えられています。

どこに病変が現れるかは人によって違い、損傷される部位によって症状は異なります。小脳の神経が損傷を受ければ、企図振戦が現れやすくなります。

炎症を抑える治療により症状が落ちついても、しばらくすると、今度は別の部位に炎症が起きるといったかたちで再発をくり返すことが多く、厚生労働省が定める指定難病の一つとして医療費助成制度の対象になっています。

こともあります。

緊張による生理的なふるえや、本態性振戦がある人は、「お酒を飲んだときのほうが、ふるえなくてすむけれど……？」と思うかもしれません。たしかに、飲酒などによりリラックスした状態になると、一時的にふるえにくくなることはあります。しかし、過量の飲酒を続ければ、むしろふるえの悪化につながるおそれもあります。

とくにアルコール依存症では、飲酒をやめ、体内のアルコール濃度が減っていくと、興奮と微細なふるえが生じやすくなります。こうした状態は「離脱症状」といわれます。アルコールだけでなく、抗不安薬として使用されるベンゾジアゼピン系薬剤などを服用していた人が、急に服薬をやめたときにも離脱症状が現れやすくなります。

カフェインに反応しやすい人は、カフェインのとりすぎでふるえが生じることもあります。カフェインはコーヒーや紅茶だけでなく、「栄養ドリンク」や「エナジードリンク」といわれる飲料などにも多く含まれています。知らず知らずのうちに過量のカフェインをとっていることがあるので、注意が必要です。

第3章

なぜ体の動きが制御できないのか

●骨格筋の動きには意思が反映される

体の動きは筋肉が収縮したり弛緩したりすることでつくられます。イップスといわれるようなジストニアにせよ、ふるえが抑えられない本態性振戦にせよ、不随意運動が悩ましいのは、本来なら自分の意思で動かせるはずの筋肉が、思いどおりに制御できなくなるという点にあります。なぜそうなるのかをお話ししていく前に、そもそもどのようなしくみで、思いどおりに体を動かすことができるのかをみておきましょう。

さて、ここでいう「自分の意思で動かすことができるはずの筋肉」とは「骨格筋」のことです。骨格筋は運動神経によって支配されています。運動神経は、大脳皮質の運動野という領域からの司令を伝える神経です。

一方、筋肉には、自分の意思では動きをコントロールできないものもあります。内臓や血管を動かす筋肉（平滑筋）や、心臓をつくっている心筋の動きは、自律神経によって支配されています。自律神経の働きは基本的には意思とは無関係に調整されているため、平滑筋や

神経の種類

体の動きをつくりだす筋肉は神経系に支配されています。神経系は、中枢神経系と末梢神経系に大別されます。

中枢神経

脳と脊髄

末梢神経

脳や脊髄から体の各部位に伸び、神経網をつくっている

■運動神経

脳からの司令を受けて、骨格筋を動かす神経

■感覚神経

末梢からのさまざまな感覚を脳・脊髄へ伝える神経

■自律神経

内臓や血管の動きを意識と関係なく調節している神経

●交感神経

緊張すると働きが強まる

●副交感神経

リラックスすると働きが強まる

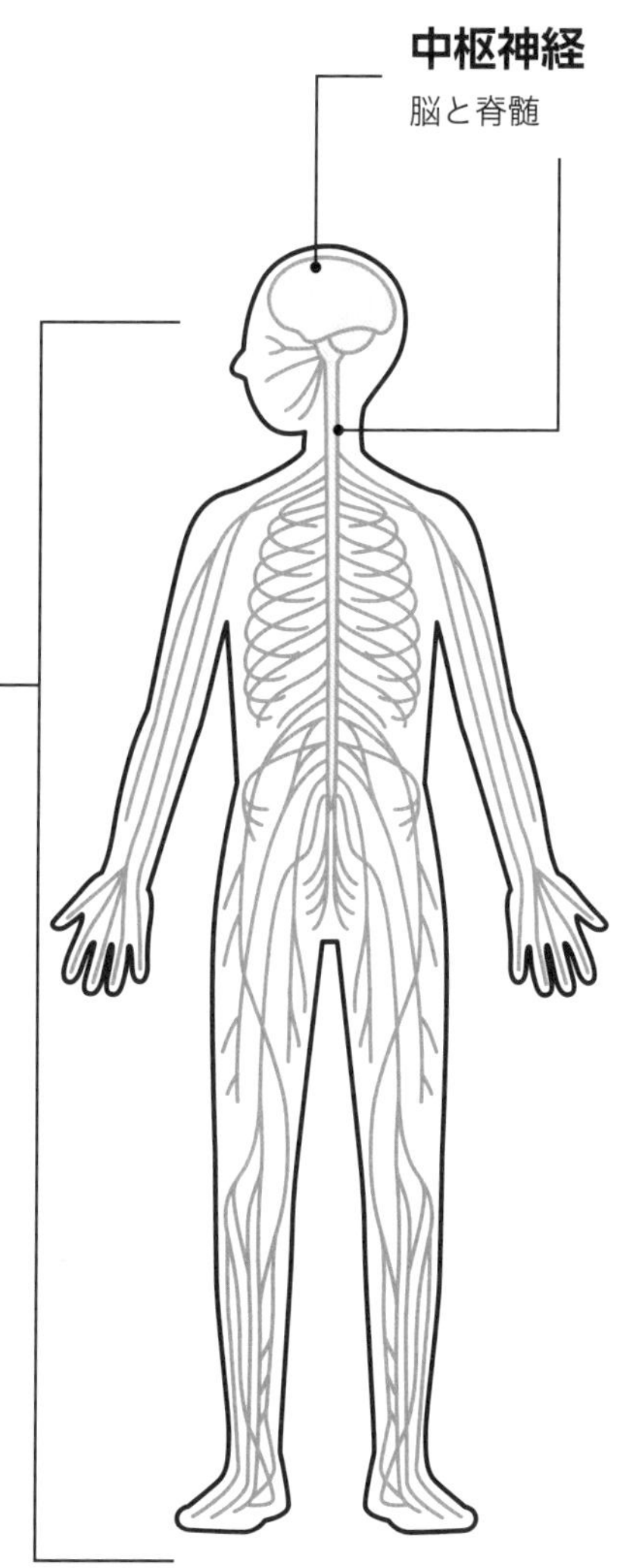

筋肉の種類

骨格筋は、本来、自分の意思に基づいて動かすことのできる随意筋です。不随意運動では、その骨格筋にコントロールできない動きが生じます。

横紋筋
骨格筋
体を動かしたり、姿勢を保ったりするときに働く
随意筋
自分の意思で動かすことができる。運動神経に支配されている
心筋
心臓の筋肉
平滑筋
内臓の筋層や血管のまわりにあり、適宜、収縮することで内臓や血管の動きをつくり出す
不随意筋
自分の意思では動かすことができない。自律神経に支配されている

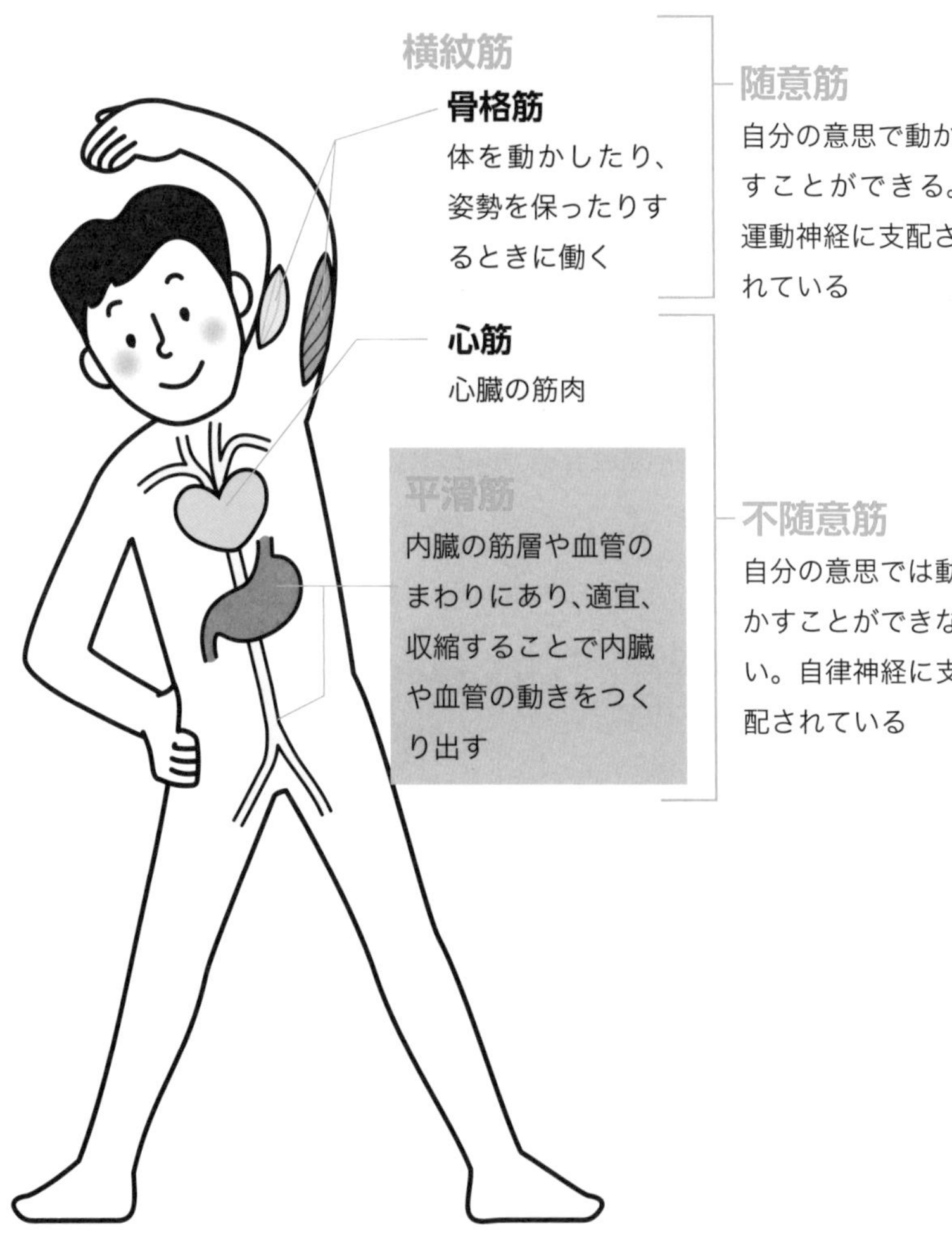

心筋を意識的に動かすことはできません。

意思に基づかなくても正常な運動もある

思いどおりに動かせるのは骨格筋なのですが、骨格筋がつくりだす動きのすべてが意思に基づく随意運動だ、というわけではありません。

たとえば寒さによるふるえのように、意思とは関係のない運動が骨格筋に生じることもあります。これは寒冷環境のなか、熱を生みだして体温が下がりすぎないようにするために脳が指令を発して骨格筋をふるえさせているからです。「熱を生み出さなければ」などと意識しているわけではなく、止めようとしても寒さが解消されないかぎりは止められません。

また、危険な目にあったとき、考える間もなくとっさに身を守る行動をとったり、逆に逃げなければと思いながら体が動かせなくなったりすることがあります。これらも、意思とは無関係に生じる行動ですが、生きのびるための正常な反応であり、困った症状ととらえられる不随意運動とは分けて考える必要があります。

意識されなくてもつながっている脳と筋肉

骨格筋がかかわる随意運動について、もう少し詳しくみておきましょう。随意運動は意思に基づく運動ではあるのですが、通常はどこの筋肉をどのように動かすか、いちいち意識しているわけではありません。たとえば右肩に重いかばんを下げているときには、知らず知らずのうちに左肩が下がります。意識してそうしようとしているわけではありませんが、体のバランスを崩さないよう、脳が姿勢を調整しているからです。

脳は、あらゆる筋肉や関節の位置、動きをつねに把握しています。目をつぶっていても、自分の動作や姿勢、たとえば手を挙げている、指でVサインをつくっている、首を横に倒しているなどといったことがわかるのは、筋肉や関節から脳に向けて、つねに位置などを知らせる情報が届いているからです。

この感覚は、いわゆる五感（視覚、聴覚、嗅覚、触覚、味覚）といわれるような、外界からの情報をキャッチするためのものではありません。深部感覚といわれる、筋肉や関節から脊髄を通り、脳へと無意識下に送られる信号です。深部感覚として伝わる末梢からのフィードバックがあるからこそ、脳は、筋肉や関節に向けて適切な運動の指令を出すことができます。先ほどの例でいえば、右肩にかばんの重みが加わると、「右に傾きすぎている」という感覚が脳にフィードバックされ、姿勢を保つにはどうすればよいかを脳が判断し、左に重心を移すような動きの指令を出し、無意識のうちに実行されるわけです。

感覚の情報が脳に伝わり、脳が運動の指令を出して体が動き、その動きの情報が脳に戻り、また指令が出されるといったように、情報がスムーズに流れていくことで、姿勢や動作はコントロールされています。この流れのどこかに問題が生じると、体は傾いたままの状態になったり、適切な動きができなくなったりします。「思いどおりに体を動かせない」「体の動きが制御できない」と感じられるようになるのです。

感覚の種類

姿勢や運動をコントロールするためには、さまざまな感覚の情報が必要です。

脳
感覚を受け止め、適切な運動の指令を出す
特殊感覚
視覚、聴覚、味覚、嗅覚、平衡感覚など
体性感覚
皮膚や筋肉、関節などでキャッチする感覚
表在感覚
温痛覚、触覚、圧覚
深部感覚
振動覚、位置覚
内臓感覚
空腹、渇き、便意、疲労感など

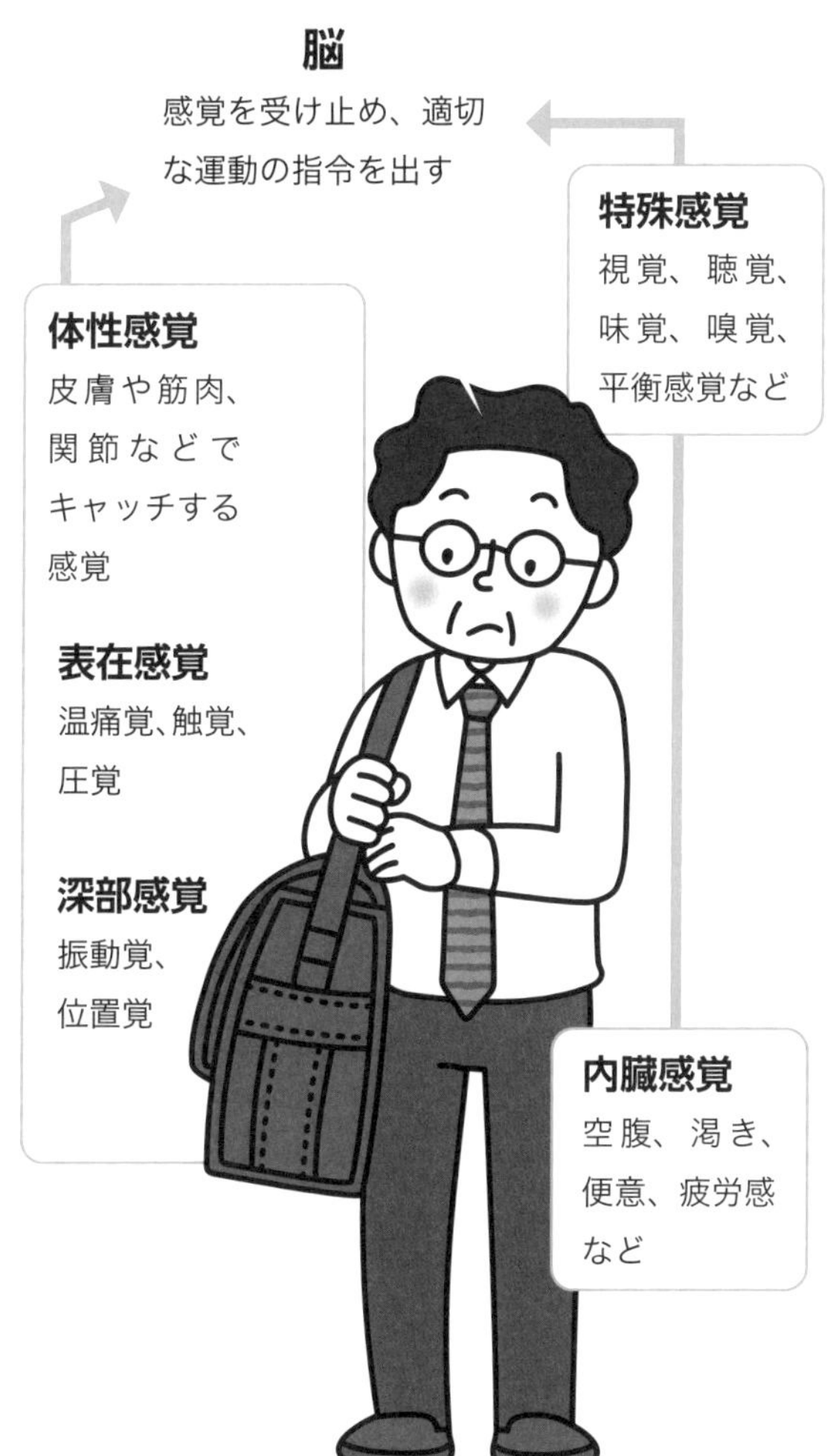

運動にかかわる脳の部位は「運動野」だけではない

さて、ここからは脳のお話です。一口に脳といっても、さまざまな部位、さまざまな領域に分かれています。

脳は、大きくは大脳と小脳、そして脳幹（中脳、橋、延髄）に分けられます。脳幹は、脳の最も深いところにあり、生命維持などに働く部位です。大脳と脳幹の間にある視床や、視床下部は、間脳とも呼ばれます。

脳幹や間脳は、生物の進化の過程において古い起源をもつ部位で、大脳は進化した哺乳類にみられる新しい脳といわれます。とくにヒトは、大脳表面の大脳皮質といわれる部位が発達しています。

このうち、運動にかかわる部位として、大脳皮質の運動野といわれる領域があることは、よく知られています。運動野は大脳皮質の頭頂に近い部位にあり、先ほども述べたとおり、運動神経の中枢です。たとえばキャッチボールをするとき、「ボールを握った手を振り上げ、相手に向かって投げる」という動作の指令そのものは、大脳皮質の運動野という領域から発せられます。

しかし、運動野だけの働きでキャッチボールが可能になるわけではありません。そもそも

脳の構造（模式図）

脳の構造は複雑ですが、単純化して示すと下記のように区別されます。

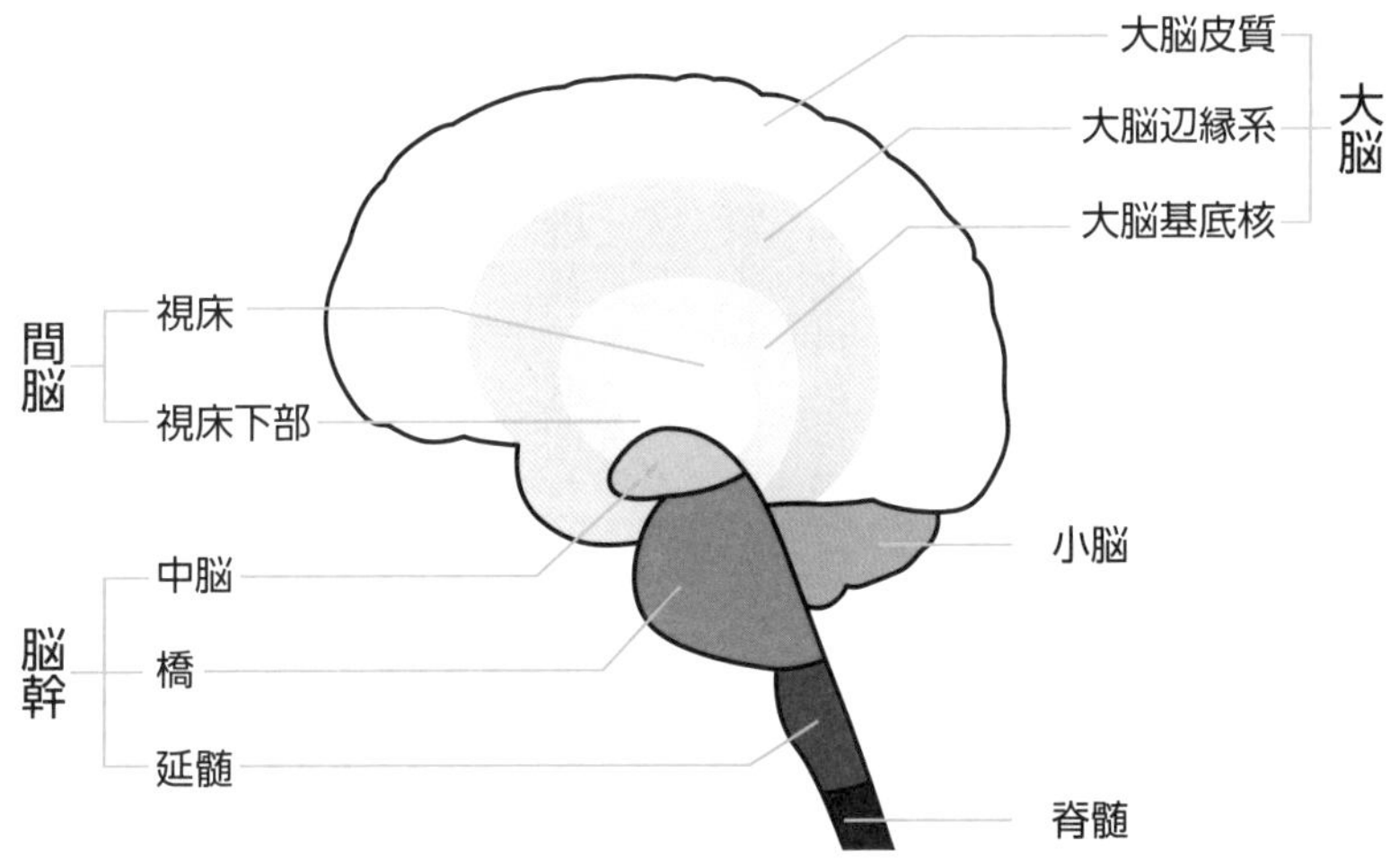

運動にかかわる大脳皮質の領域

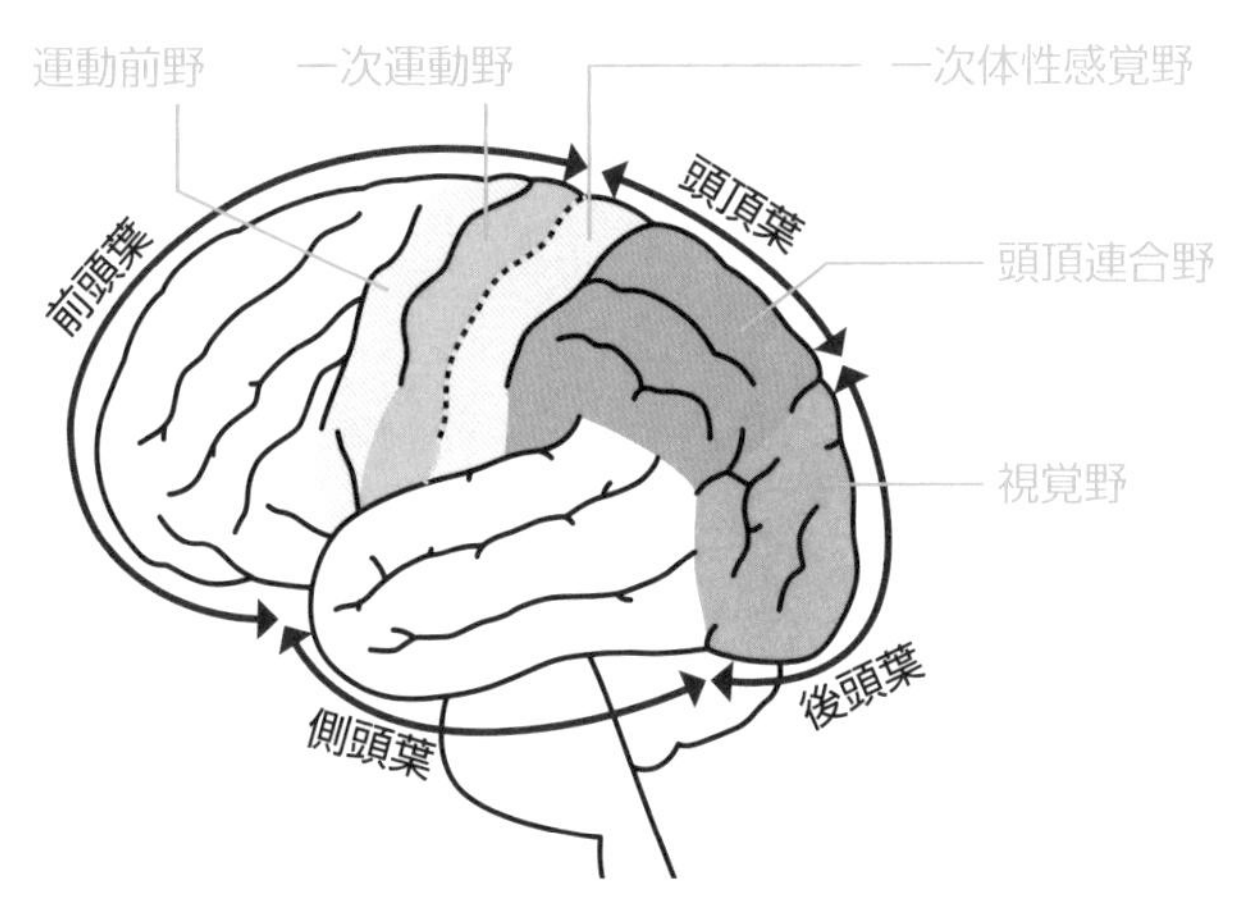

「この相手とキャッチボールをしよう」と考えなければ運動そのものが始まりませんし、相手がボールの扱いに慣れているかどうか、あるいは相手との位置、ボールの大きさ、重さなどによっても投げ方は変わってくるでしょう。意思や判断は、大脳皮質の前頭前野がかかわる働きであり、視覚は大脳皮質後方の視覚野、体性感覚は頭頂葉にある体性感覚野でキャッチされます。こうしたさまざまな情報が整理・統合され、はじめて「思いどおり」の随意運動がつくりだされるわけです。

さまざまな情報を整理し、適切な運動の指令を出すために欠かせないのが、大脳基底核といわれる部位の働きです。

大脳基底核は大脳皮質より深部にあり、大脳皮質と視床・脳幹を結びつける中継点となっているところです。大脳皮質から受け取った各種の情報を整理し、視床と呼ばれる部位を介して大脳皮質に戻す役割があります。大脳皮質の活動を調節することによって運動をコントロールする役割を果たしています。

また、小脳は、大脳から発せられる運動の指令と感覚の情報を比較し、より滑らかで適切な動きになるように調整しています。

体の動きを制御できなくなる原因はいろいろ

●痛みがあるなら運動器の異常の可能性が高い

この本では、イップスを含むジストニアや、病的なふるえにどう対処していくかをお話ししているわけですが、「思いどおりに動かせない」「勝手にふるえてしまう」といった症状のすべてが、ジストニアだ、本態性振戦だ、というわけではありません。

これまでみてきたように、思いどおりに体を動かせる、あるいは体の動きを止められるのは、骨格筋をはじめとする運動器に故障がないというだけでなく、運動の指令を伝える神経や、適切な指令をつくりだすために脳がきちんと働いていればこそ。それら一連の流れのどこに異常があるのか、確かめておくことが必要です。

第1章、第2章でお話ししてきたように、運動機能に問題があると感じたとき、多くの人はまず整形外科にかかります。たしかに骨格筋や関節、骨、筋肉と骨をつなぐ腱など、運動器に異常があれば、うまく動かせなくなります。ですから、整形外科にかかり、異常の有無を調べておく必要はあります。「動かすと痛い」など、痛みを伴うようなら、運動器の異常である可能性が高まります。

神経系の病気はいろいろある

運動器に異常がないのであれば、考えられるのは神経系の問題です。脳のどこかに障害があっても、また、脳から筋肉へ、そして筋肉から脳へと情報が伝わっていく連絡経路のどこかに障害が生じても、体を思いどおりに動かすことはできなくなってしまいます。

過去長い間、脳や神経の病気は、特定の「悪い部分」があるから異常が出ると考えられてきました。困った症状がある場合には「どこが悪いか」という観点でとらえられ、「ここが悪いから、こういう症状が出る」と理解されていたわけです。それがずっと語り継がれてきた伝統的な神経学です。

実際、脳卒中や外傷により、大脳の運動野といわれる部分が損傷を受けると麻痺が生じ、体が思うように動かせなくなります。

筋肉や関節から深部感覚を伝える神経は、脊髄の後ろ側から脊髄に入り、後索(こうさく)という部分を通って延髄、視床を経て大脳の感覚野へとつながっています。また、脳から末梢に運動の指令を伝える神経は、大脳皮質から脳幹、脊髄を通り、運動神経を介して筋肉へとつながっていきます。脳と末梢をつなぐ重要な連絡経路である脊髄に、外傷による損傷や、椎間板へルニアや腫瘍などの圧迫性病変が生じれば、やはり運動機能に問題が生じます。多発性硬化症などの神経難病が原因となることもあります(→第2章参照)。

筋ジストロフィーや、ALS(筋萎縮性側索硬化症)のように、筋肉がやせていく病気でも「動かせない」という症状は出てきます。筋ジストロフィーは筋肉そのものに起こる病気であり、ALSは筋肉を支配する運動神経系が選択的に障害されることで、筋肉が動かせなくなっていく病気です。

感覚と運動の調整役として働いている小脳に異常が生じ、そのために体の動きをコントロールできなくなることもあります。

パーキンソン病のように、運動機能にかかわる大脳基底核のうち、黒質といわれる部位の神

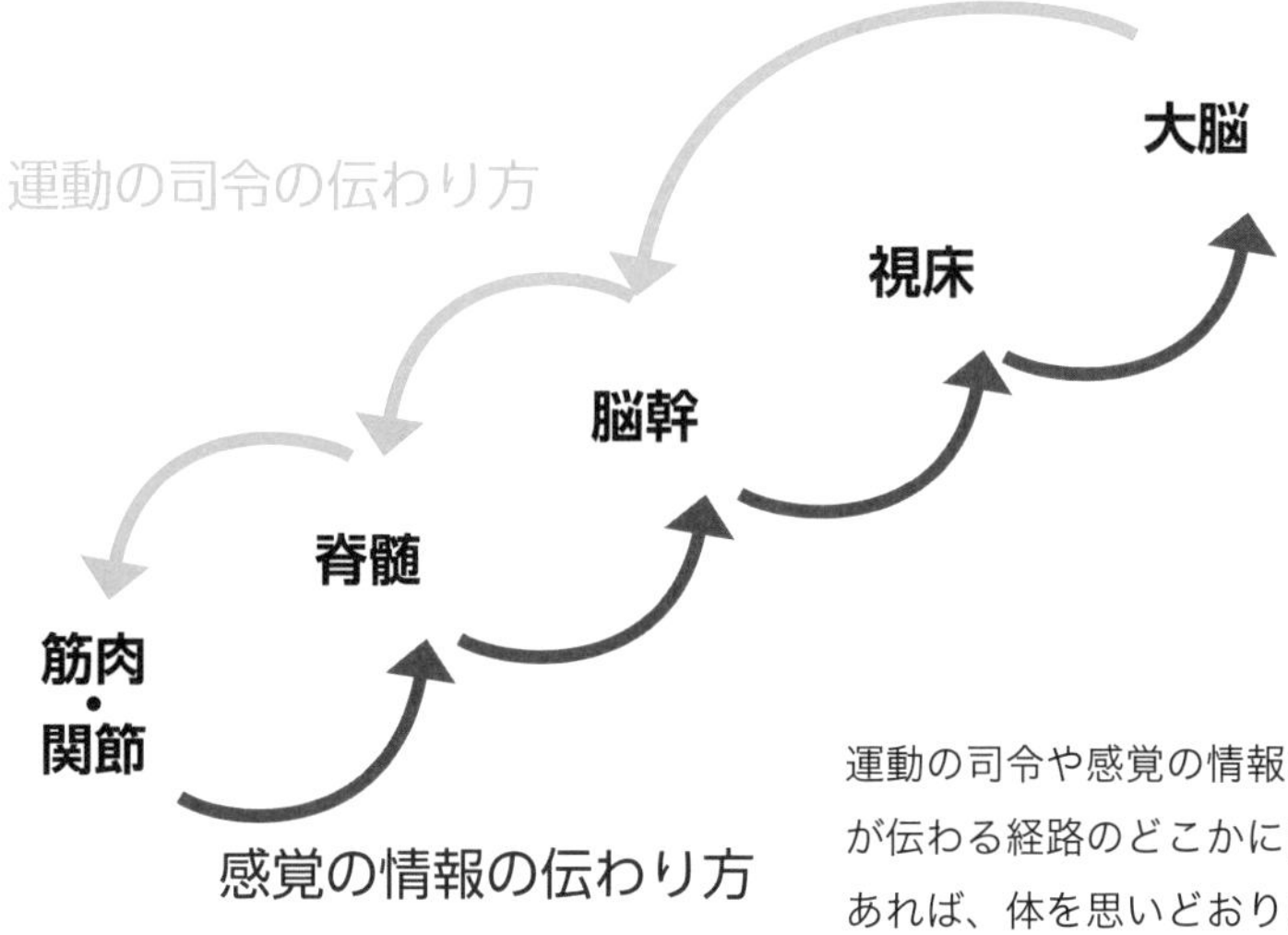

運動の司令や感覚の情報の司令が伝わる経路のどこかに問題があれば、体を思いどおりに動かせなくなる

経細胞が壊れ、消えていくために、さまざまな運動症状が生じる病気もあります。

「ここが悪い」と特定しにくいイップス、ふるえ

このように、運動と感覚にかかわる神経や器官のどこかに障害があれば、体の動きを思いどおりに制御できなくなります。

一方で、症状はあるのに、どこにもこれといった障害は見当たらない、骨格筋や関節に異常はなく、脊髄にも脳にも損傷や変性がみられるわけではないということもあります。イップスといわれるようなジストニアや、原因不明のふるえ、本態性振戦がまさにこれにあたります。現に症状がある以上、なんらかの異常があるはずなのですが、「ここが悪い」という伝統的な局在論ではうまく説明がつかないのです。

だからこそ、「心因性の症状だ」とされることが多いわけですが、現在、イップスや原因不明のふるえのような不随意運動は、脳内の運動にかかわる部位をつなぐ、神経回路に問題が生じている状態としてとらえられるようになっています。なにやら難しそうな話だと思われるかもしれませんが、しばしおつきあいください。

イップスやふるえは、脳の調整不良がまねく

●情報が行き交う神経回路

脳には多数の神経細胞(ニューロン)が集まっており、脳内の情報は、ある神経細胞が別の神経細胞に電気信号を送ることで伝わっていきます。

神経細胞どうしのつなぎ目、情報の受け渡し場をシナプスといいます。

神経回路は、シナプスで結ばれた神経細胞のつながりであり、情報の通り道です。脳のさまざまな働きは、この神経回路がつくりだす情報のネットワークがもたらすものといってよいでしょう。

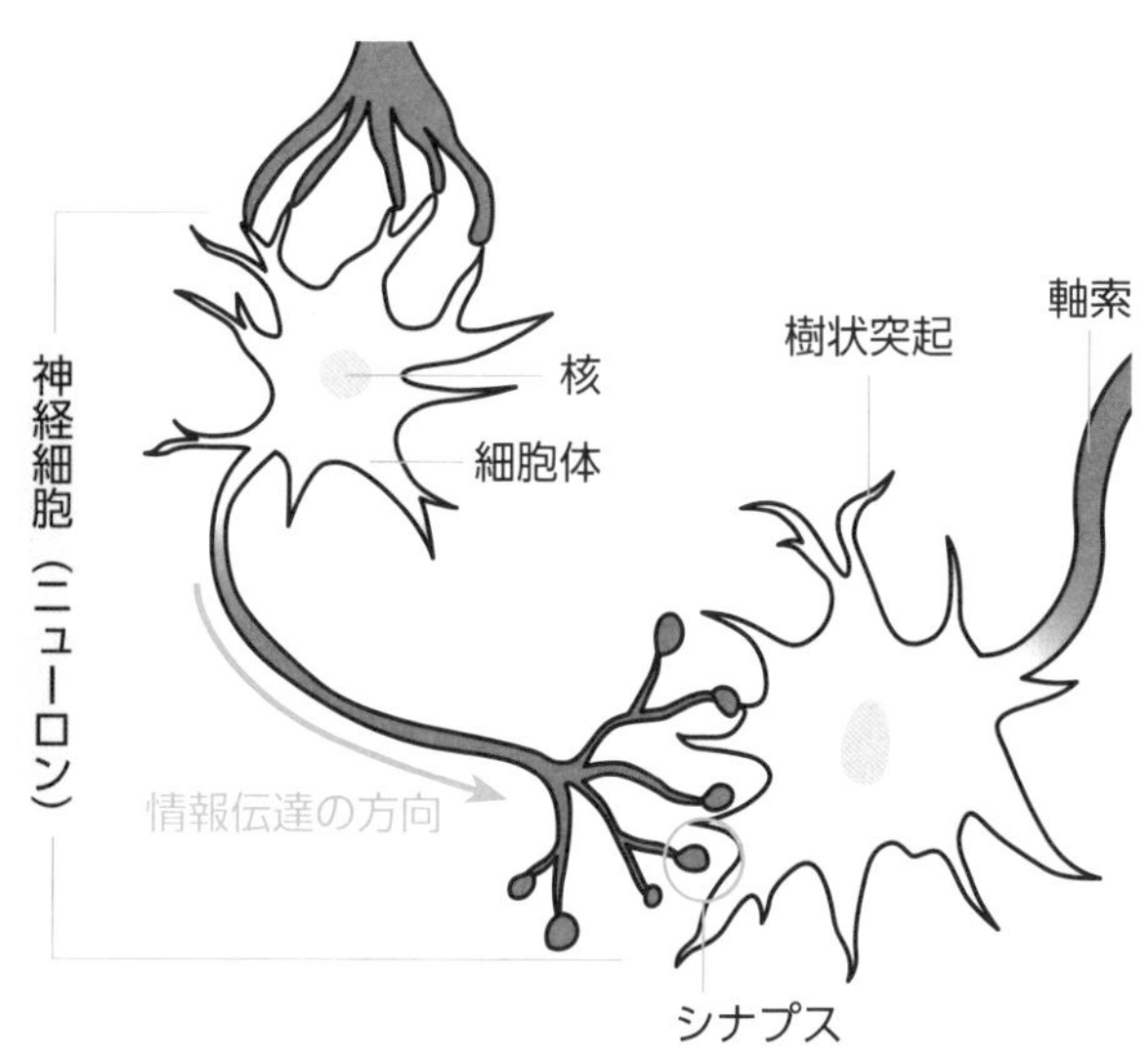

神経回路は一本のコードのようなものではなく、いくつものループ状の回路をもっています。それぞれ役割をもったループとループがどこかでつながり、情報が行き来していると考えられます。

生まれた段階である程度、神経回路はできていますが、成長するなかで発達と経験により新たな回路が形成され、つながり方も複雑なものになっていきます。病変が確認できない機能的な病気の多くは、神経回路のループの異常ということで説明されるようになってきています。

あらかじめお断りしておかなくてはなりませんが、イップスや原因不明のふるえなどについても、「神経回路に問題があるのだろう」と考えられてはいるものの、はっきり解明されていない点も少なくありません。

ここではその点を踏まえたうえで、「おそらく、こうだろう」と考えられていることを述べていきます。

●運動時に働く「運動ループ」

先に述べたとおり、運動にかかわる脳の部位は「運動野」だけでなく、さまざまな部位がかかわっています。それらの部位をつなぐ神経回路は、運動ループと呼ばれます。

体の動きにかかわる「運動ループ」

大脳皮質と大脳基底核、視床を結ぶ運動ループが正常に機能していないと、体の動きを適切にコントロールできなくなります。

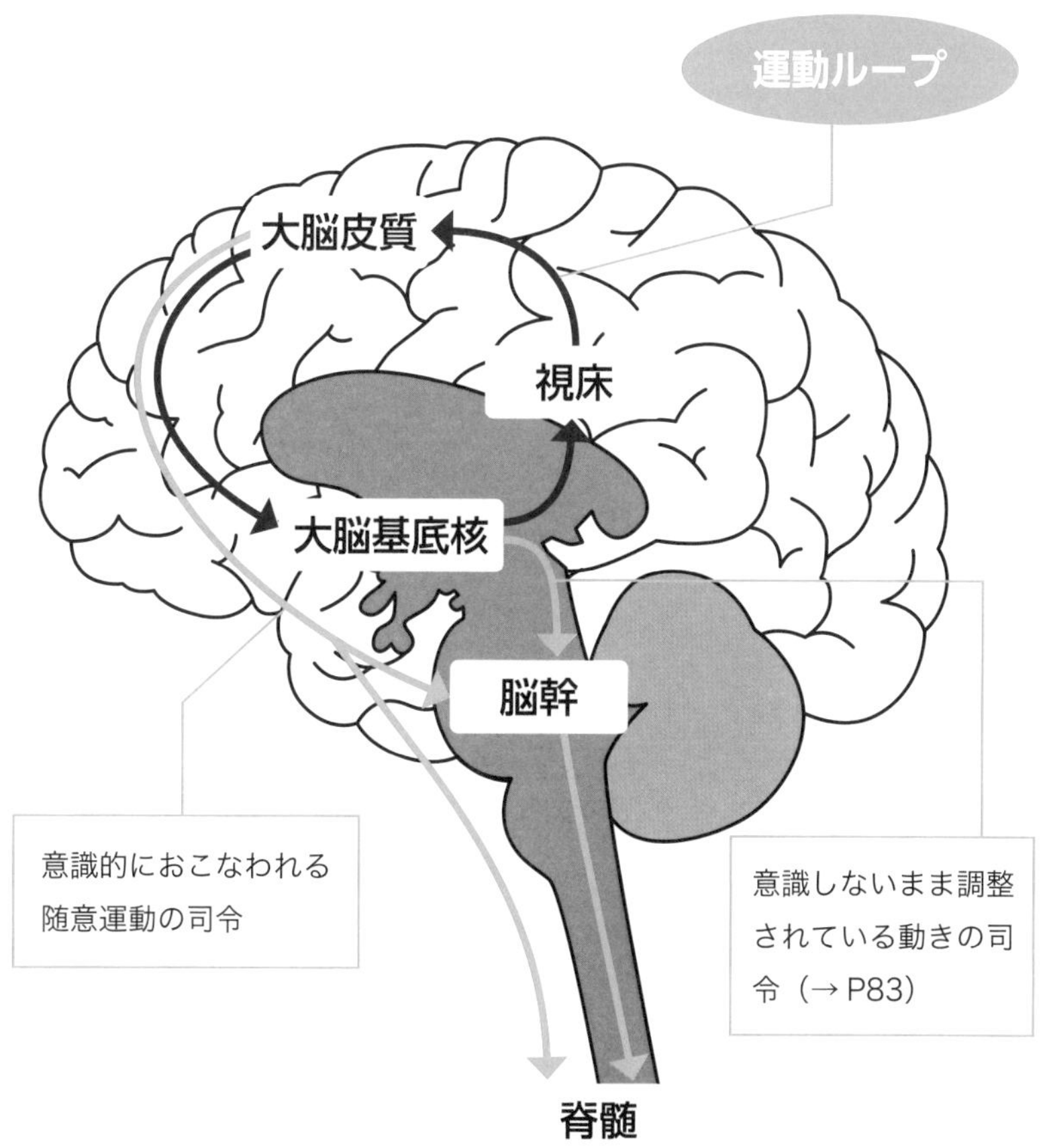

運動ループは、大脳皮質からの情報が、大脳基底核に伝わり、視床を介して大脳皮質に戻り、大脳皮質からの適切な運動の指令という形でアウトプットされていくといったように、大脳皮質→大脳基底核→視床→大脳皮質で構成されるループ状の回路です。

もっとも、実際のつながり方はそう単純なものではありません。大脳基底核は、線条体（尾状核、被殻）、淡蒼球（淡蒼球外節と淡蒼球内節）、視床下核、黒質（黒質網様部と黒質緻密部）に分けられます。大脳皮質から伝わってきた情報を、それぞれが神経細胞の働きを強めたり弱めたりしながら調整しています。

模式的には次ページの図のように示されます。ややこしいコンピューターの配線のようですが、それでもこれはかなり簡略化されています。参考までにお示ししておきましょう。

●引き金を引かれると調整不良に

不随意運動を生じさせる病気の一つ、パーキンソン病はこの図に示す黒質、なかでも黒質緻密部の神経細胞が消失していきます。そのために、運動ループの調整不良が生じやすくなります。

一方、ジストニアや原因不明のふるえ、本態性振戦の場合、そうした神経細胞の異常は見当たりません。パーキンソン病とは違って、四六時中、症状があるわけではなく、なんらか

運動ループの模式図

大脳皮質と大脳基底核、視床とのつながりは、複雑です。それぞれの部位が複雑に連携し合い、体の動きをコントロールしています。

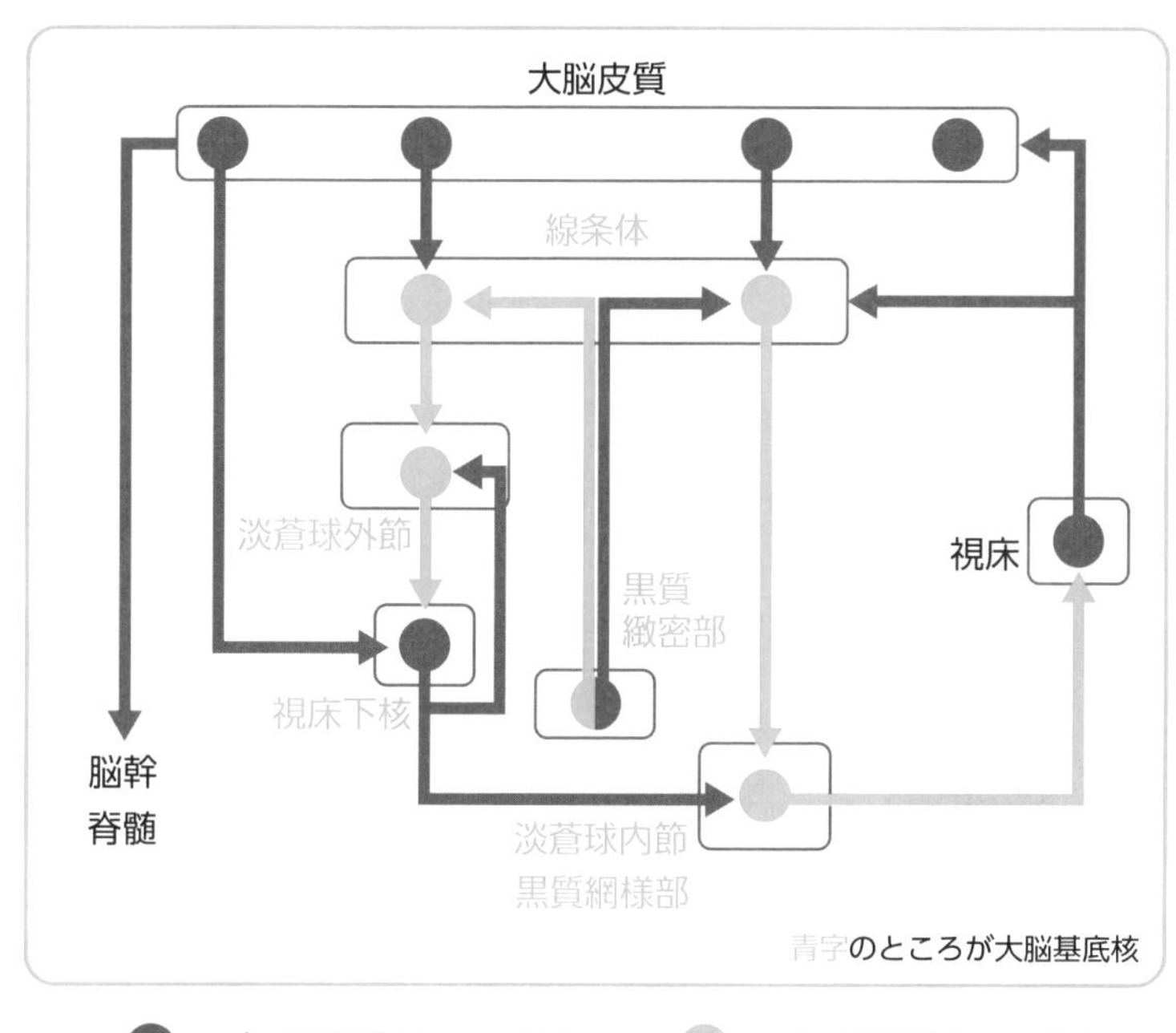

各部位の位置の詳細は P139

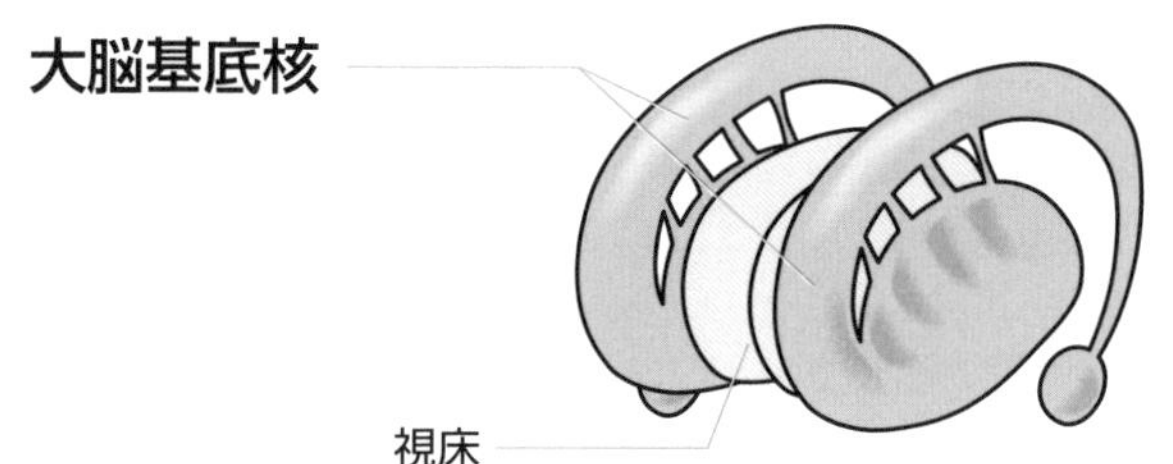

の引き金、トリガー（きっかけ）があったときに、調整不良が生じやすくなるのだと考えられます。

たとえばイップスといわれるような局所性ジストニアは、ゴルフでパットを打とうとする、あるいはギターを弾こうとするときなどの決まった姿勢、腕や指の動作がトリガーになると考えられます。

本態性振戦も同様で、常にふるえているというわけではなく、たとえば手を下に置いているとふるえず、手を上げるとふるえるという特徴があります。これも、「手が上がった」という深部感覚がトリガーとなって、調整がうまくいかなくなるのだと考えられます。

では、調整不良を正すために、なにが必要なのでしょうか？　それについては、章を改めてお話ししていくことにしましょう。

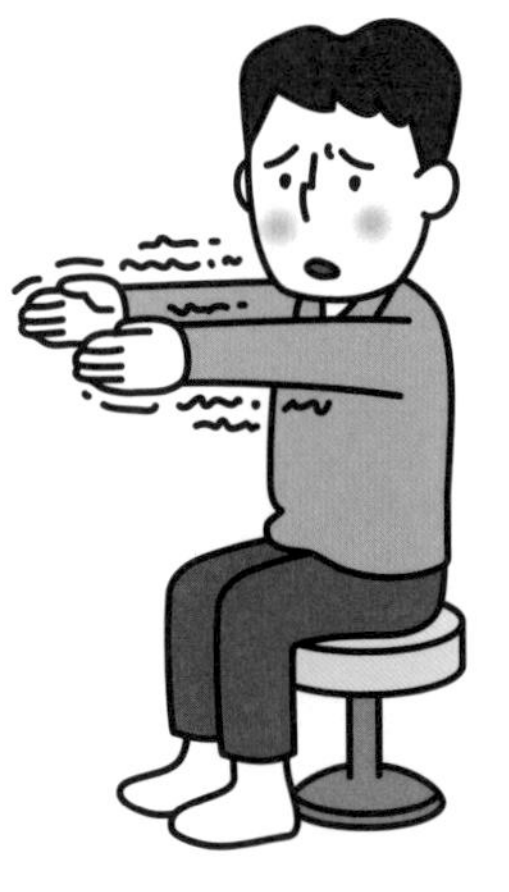

トリガーにより調整不良がおこりやすくなる

第4章

イップス・ふるえの治し方、つきあい方

●神経に詳しい医師に診てもらう

体が思うように動かせない症状や、生理的なものとは考えにくいふるえがあり、それを治したいと考えているのであれば、まずは原因を探る必要があります。

第1章、第2章でお話ししてきたように、最初の受診先は整形外科という人が多いのですが、イップスを含むジストニアや、ふるえの場合、骨や筋肉、腱そのものには異常がみられません。正しい診断に至るためには、神経学的な診察が必要になります。初めの受診先で満足できる治療が受けられなくともあきらめず、症状が続くようなら脳神経内科か、脳神経外科を受診するようにしましょう。

イップスにしても、ふるえにしても、それが脳の回路の問題で生じているのであれば、MRIやCTなどの検査でこれといった異常は示されません。しかし、ジストニアには、定型性(異常な姿勢または運動パターンが、患者さんによって程度の差はあっても一定している)、動作特異性（一定の動作や環境によって症状が現れたり、ひどくなったりする)、病気の初

正しい診断を得るための流れ

イップスなどといわれる症状を含むジストニアや、ふるえを治すには、まず正しい診断を受ける必要があります。

受診先を選ぶ
(→P44)

神経に詳しい医師の診察を受ける

症状や生活の状況、常用している薬、持病やこれまでかかった病気などについて、患者さん自身から情報を得るほか、実際にどのような症状が現れるか確認する

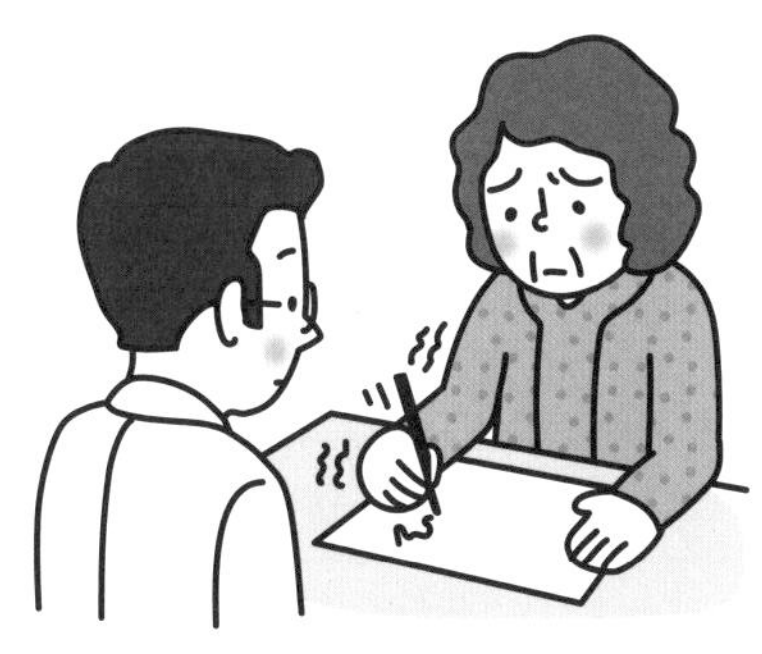

「手がふるえて字が書けない」という場合には、筆記用具を持ち、書く動作をおこなう様子を医師が観察する

必要に応じて検査を受ける

なんらかの原因があって生じる二次的な症状の可能性がある場合

診断が下される

診断に基づき、治療方針の検討が始められる

column

たまにしか現れないジストニアも

「信号が青に変わり、一歩踏み出そうとしたときだけ足が動かなくなる」という症状がある、しかし、毎回というわけではなくたまにそうなるので困る――そんな症状を訴える患者さんもいらっしゃいます。

こうした発作的に起こる動作誘発性ジストニアは、普通の神経学的な知識ではなかなか説明がつかない現象です。症状が出現する場合には、いつも同じきっかけ、同じ症状という点において、ジストニアであることは間違いないのですが、症状が一定しないようにみえるため、心因性の症状ととらえられがちです。ほとんどの医師、なかには神経に詳しいはずの神経内科医でさえ、そのようなタイプのジストニアがあると知らず、正確な診断に至りにくいことがあります。

発作性のものであれ、ジストニアであれば治療は可能です。私たちは、治療を希望する患者さんといっしょに病棟内をいっしょに歩きまわり、症状の現れ方を確かめたりもします。

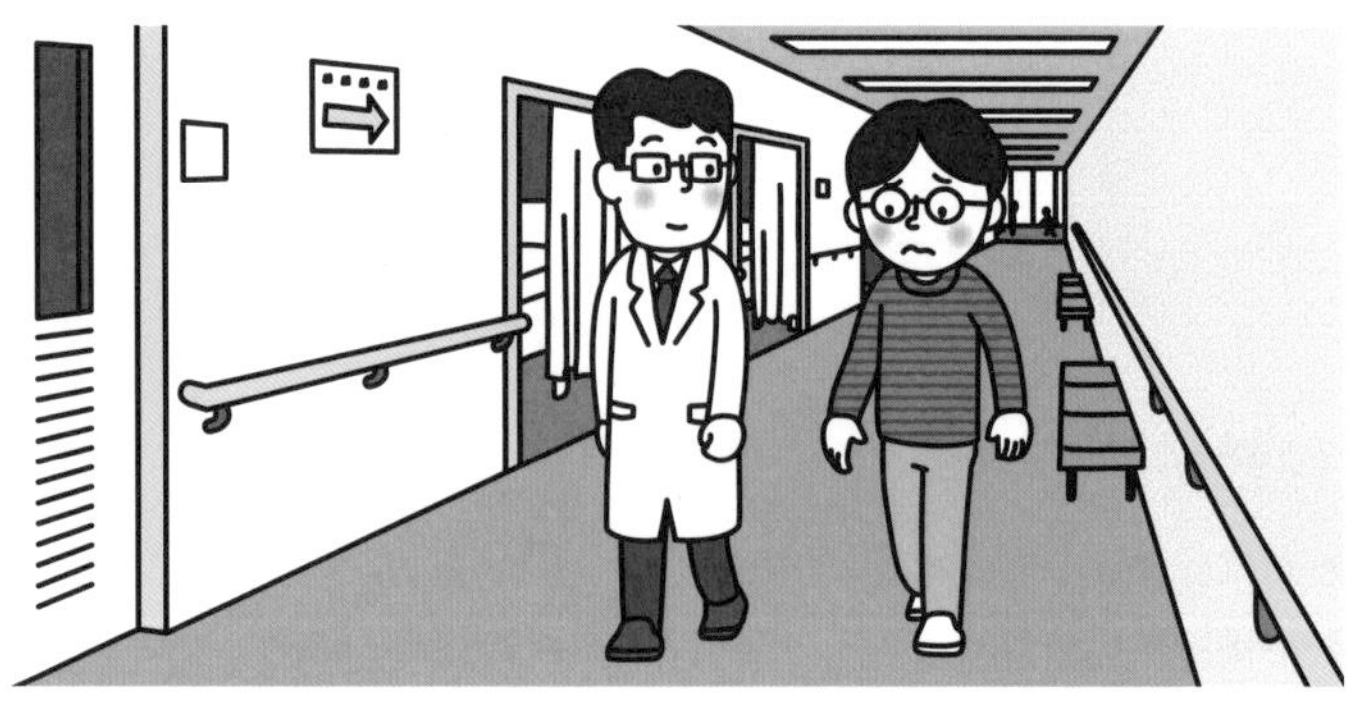

期には早朝効果（朝はほとんど症状がなく、夕方に出やすい）といった特徴があります。神経に詳しい医師が、症状の現れ方や生活の状況、服薬の状況などを詳しく診ていけば、「イップスととらえられているが、これはジストニアである」、あるいは「このふるえは本態性振戦だ」などといった診断は可能です。

同時に、頭部ＣＴやＭＲＩ、脳波測定、筋電図、血液検査などがおこなわれる場合もあります。こうした検査は、ジストニアについていえば、ジストニアのみを症状とする一次性ジストニアなのか、それとも脳の病気（脳卒中・脳炎・脳性麻痺など）や、脳の外傷などの影響で生じる二次性ジストニアなのかが疑わしい場合に必要となります。なお、一次性ジストニアや本態性振戦では、通常筋電図では異常がみられるものの、ＣＴ、ＭＲＩ、脳波、血液検査では異常がないことがほとんどです。

ふるえについても同様で、ふるえ症状のみの本態性振戦なのか、それともなんらかの原因があって二次的に生じている症状なのかを確かめるうえでは、各種の一般的な検査が必要になることもあります。

服用中の薬の影響はないか？

ジストニアやふるえは、服用している薬の影響で生じることもあります。診察を受ける際には、服用している薬について、すべて医師に伝えるようにしましょう。正しい診断と適切な治療を実現するための大切なポイントのひとつです。

服薬している薬の影響で生じるジストニアは、薬剤性ジストニア、あるいは遅発性ジストニアと呼ばれます。首が反り返ったり、目が上を向いたままになったり、舌がこわばってうまく話せなくなったりなど、症状の現れ方はいろいろです。薬を飲み始めてすぐではなく、長く服用しているケースで起こりやすいことが「遅発性」と呼ばれるゆえんです。

薬剤性ジストニアの多くは、うつ病や統合失調症など精神疾患の治療のために服用している抗精神病薬の影響で生じます。筋肉のこわばりが生じるジストニアだけでなく、体の一部が勝手に動いてしまうジスキネジアを伴う場合も少なくありません。舌を左右に動かす、口をもぐもぐさせる、口をすぼめて突き出す、歯を食いしばるなどといった動作が、意思に反してくり返される状態です。

精神疾患があるから体の動きがコントロールできなくなるのかと誤解されがちですが、薬の副作用の一つです。諸説ありますが、運動機能にかかわる神経伝達物質、ドーパミンが働きにくくなることで、ジストニアをはじめとする不随意運動が起こりやすくなるのではないかと考えられています。胃薬としても使われるような薬、たとえばスルピリド（商品名ドグマチールなど）が発症の引き金になることもあります。

ふるえも、薬が原因で生じている場合があります。薬剤性ジストニアと同様に、抗精神病薬の副作用として現れるほか、ぜん息治療などに使う気管支拡張薬、抗不整脈薬、抗生剤、ホルモン薬、抗てんかん薬など、ふるえを起こすおそれのある薬は数多くあります。

服薬中、ふるえやジストニアの症状が現れると、服薬をやめたくなることもあるでしょう。患者さんのなかには自己判断で服用をやめてしまう人もいます。しかし、急に服薬をやめれば、健康状態の悪化が懸念されます。まずは薬を処方した医師に、症状を伝え、判断を仰ぎましょう。ふるえの場合、症状が出やすい薬は中止し、必要に応じて薬の種類を変えるなどの対応で症状の改善がはかられることもあります。

一方、薬剤性、遅発性のジストニアが生じた場合、服薬をやめてもジストニア症状が改善するわけではありません。薬が引き金となった不随意運動が起こりやすい状態は自然には戻りにくいのです。精神疾患などの治療に必要な服薬は続けながら、ジストニアはジストニアとして、対応を考えていきます。

幸い、二次的な症状のなかで、薬剤性ジストニアは比較的治しやすいものといえます。脳の手術（→第5章）をおこなえば、薬剤性ジストニアの症状は改善が期待できます。

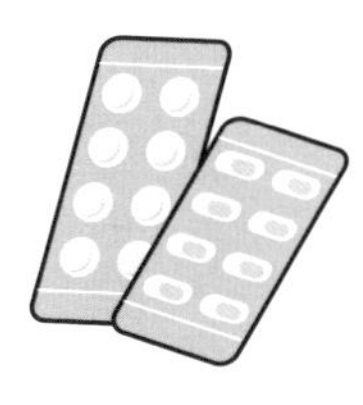

診断を目的に受診する場合は、常用している薬をすべて伝えられるよう、お薬手帳を持参したり、薬の名前や用量をすべて控えていったりしよう

問題になっている症状が似たような現れ方をしていても、原因が違えば治療方針も変わってきます。

●二次的な症状なら元の病気への対応が優先される

二次的に生じている症状であれば、症状をまねく原因となっているもとの病気そのもののコントロールが重要です。たとえば、ふるえの原因がパーキンソン病であるならば、パーキンソン病の症状を和らげるように薬物療法を続けていくことが必要になります（↓P118）。パーキンソン病の薬物療法は年々進歩していますが、運動症状のコントロールが難しくなってきた場合には、手術で症状を和らげることも可能です（↓第5章）。

多発性硬化症や脊髄小脳変性症、ALS（筋萎縮性側索硬化症）など、いわゆる神経難病は、病気そのものを治すことは難しいのが実情です。症状を和らげるための対応は薬物療法が中心になります。主治医のもとで患者さんの状態に合った治療を進め、できるだけよい状態を保つことを考えていきます。

脳梗塞の後遺症として現れることのある手足のふるえや、痙縮といわれる手足がつっぱったような症状は、たとえば手術でふるえを止めたり、痙縮を和らげたりすることは可能ですが、症状の軽減と、手足の機能の回復は別の問題です。

なにを治療の目標とし、どのように治療を進めていくかは、もとになっている病気や、患者さんの状態によって異なります。主治医とよく相談してください。

一次性の症状なら患者さん自身の希望しだい

イップスといわれるような職業性、局所性のジストニアや本態性振戦は、一次性の症状です。治療しなければ、命にかかわるというものではありません。治療が必要かどうかは、患者さん自身が決めるべき問題です。

治療方法は、大きく二つに分けることができます。手術をしない「保存療法」と、「手術療法」の二つです。保存療法には、薬物療法や、ボツリヌス療法といわれる注射療法があります。手術の方法はいろいろあり、症状の現れ方によって手術をする部位に若干の違いはありますが、いずれも脳に対する手術です。

どのような治療が適切かは、患者さん自身が、どの程度まで改善を求めるかによります。ある程度、症状を抑えられればよいということであれば、薬物療法や注射療法もよいでしょう。しかし、こうした保存療法では満足のいく結果を得られないことも少なくありません。その場合は、手術療法が検討されます。「脳の手術」となるとためらいを覚える人も多いでしょう。手術の実際、期待できる効果などをよくよく知ったうえで、患者さん自身が「受けてみよう」となってはじめて検討される治療法です。その意味では、医師任せではなく、患者さん自身が主体的に、自分の症状について学び、自分の希望をはっきりさせることが大切です。

症状があっても生活に大きな支障がなければ、とくに治療はしない、日常生活面で工夫しながら、症状とつきあっていくというのも選択肢の一つです。

一次性の症状への対応策

症状だけの問題であれば、治療方針は患者さん自身の希望によって決まります。

保存療法を受ける

手術はせずに症状の軽減をはかる

- 薬物療法
- ボツリヌス療法

手術療法を受ける

脳に対する外科的な治療で症状の軽減・解消をはかる

(→第５章)

とくに治療しない

生活に大きな支障がなければ、治療しないという選択もありうる

イップス＝ジストニアの治し方

「使いすぎ」による発症なら、まず休む

イップスととらえられている症状が局所性のジストニアであることが明らかなら、「もっと練習しよう！」は逆効果です。くり返せばくり返すほど、症状は悪化していくおそれがあります。第3章でお話ししたとおり、局所性ジストニアは、脳内で生じている運動ループの調整がうまくいかなくなっている状態ととらえられます。意思に反する動きの引き金となる動作を何度もくり返すことで、かえって調整不良の状態が改善しにくくなるとも考えられます。うまく動かせなくなったのは、「がんばりすぎたサインかもしれない」ととらえ、少し休む、あるいはできなくなった動作を控えるようにしたほうがよいでしょう。

仕事上、必要な動作であり、「それをしなければ仕事に差し支える」「休むわけにはいかない」という人もいるでしょう。焦る気持ちが募るのも当然ではありますが、ジストニアの症状は、意志の力だけで克服できるものではありません。できなくなった動作をできるようにしようとがんばるより、別の動作で補う——たとえば、ある指がうまく動かせなくなったの

なら、別の指でできるようにするなどといった対応のほうが、結果的には生活面への影響は減らせる可能性もあります。一方で、できなくなった動きをカバーするために、ほかの部位に負担がかかり、二次的に痛みなどの症状が出てくることもあります。また、高度な技術を要する手指、体の動きは、別のフォームではカバーしきれないと感じる人も少なくありません。

●注射で筋肉のこわばりをやわらげるボツリヌス療法

別の動作ではかわりにならない、なんとしても以前のような動きを取り戻したいという場合には、休ませるだけでなく一歩進んだ治療を考えていきます。

局所性のジストニアに対して、まず試されることが多いのは、ボツリヌス毒素の注射です。ボツリヌス毒素と聞くと、なにやら恐ろしいもののように思う人もいるかもしれませんが、医薬品として用いられることもあります。ボツリヌス菌がつくりだすボツリヌス毒素には、強い筋弛緩作用があります。その作用を利用した注射剤（商品名ボトックスなど）を、こわばりの強い筋肉に注射し、異常な収縮を改善させるのがボツリヌス療法（ボトックス療法）です。

もともとは目の斜視の治療に用いられていた治療法ですが、現在はジストニアの治療にも用いられるようになってきています。悩みの種になっているイップスが、局所性ジストニア

注射部位の一例

どこに症状があるかによって、適切な注射部位は違います。不随意運動がみられる部位に関連する筋肉を選び、ボツリヌス毒素を投与します。

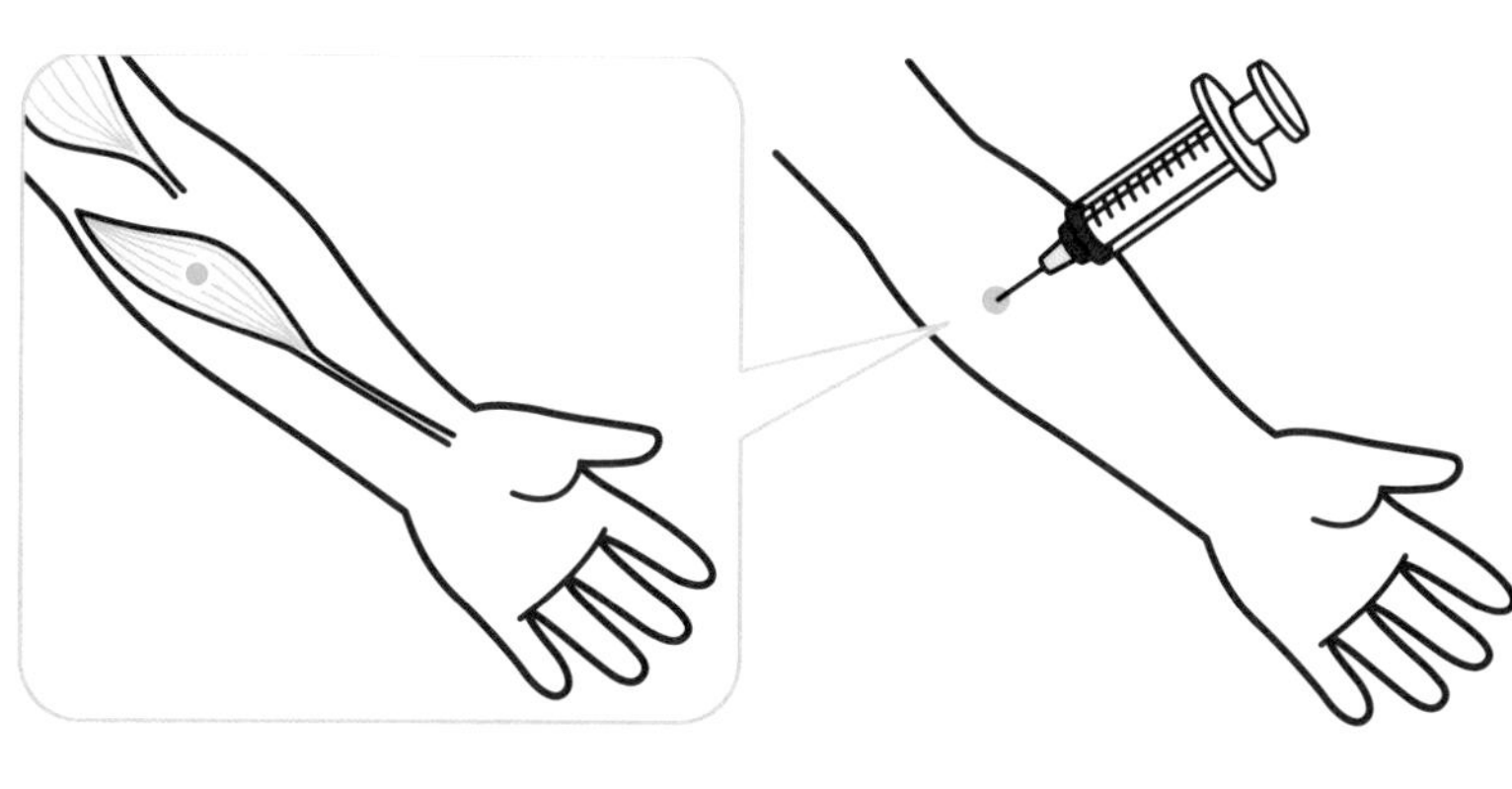

だと考えられる場合には、ボツリヌス療法を試みるのも一法です。

たとえば手のこわばりが強くうまく動かせないという症状に対しては、手の筋肉の緊張が激しいところにボツリヌス毒素を注射します。局所性ジストニアの場合、筋肉が勝手にこわばってしまうために動作ができないわけですから、こわばりをとれば動かせるようになる可能性が高いのです。

ボツリヌス療法には限界もある

イップスに悩む人にすすめられることも多いボツリヌス療法ですが、限界もあります。あくまでも症状をやわらげるための対症療法であり、一度の注射で症状が完全になくなるわけではありません。たとえば書痙の場合、ボツリヌス毒素を注射すると、注射前にくらべて症状は半分くらいになると感じる人が多いようです。しかし、書痙そのものを治せるわけではないのです。症状が軽くなったように感じても、治療効果の持続期間は数ヵ月程度という場合が多く、何度もくり返し注射を打つ人もいます。

また、「注射するだけ」と聞くと簡単そうにも思えますが、どの筋肉に注射すればよいか詳しく調べ、その部位に正確に針を刺さなければなりません。とくに指の局所性ジストニアなどに対しては、細かい調整が求められる非常に難しい治療です。薬が多過ぎると筋肉が過剰にゆるみ、動かせないという事態に陥りかねません。

イップスを治したいと考えている患者さんが期待しているのは、繊細な動作を思いどおりにできる状態に戻すことでしょう。こわばりはとれても、ゆるみすぎた状態になったのでは期待どおりの治療効果とはいえないでしょう。

●局所性ジストニアには保険適用外

経済的な問題もあります。現在、ボツリヌス療法に保険適用があるのは、眼瞼痙攣と痙性斜頸、脳卒中などの後遺症として生じる痙縮（筋肉が異常に収縮し、手足の関節が曲がったままになったり、つっぱって動かしにくくなったりする状態）などに限られています。

イップスで悩んでいる人によくみられる、手や指の局所性ジストニアに対しては保険が適用されません。保険外の自由診療になるため、診察料も1本数万円の注射薬の薬代も全額自己負担となります。

「一度で済む」と説明されても鵜呑みにしないほうがよいでしょう。1回目の注射後、再受診をしない人のなかには、「完治した」という人ばかりではなく、「効果が感じられなかったから、もう打たない」という人も少なからず含まれていると考えられます。

「ボツリヌス療法をおこなっている」と宣伝している医療機関はたくさんあるのですが、局所性ジストニア、いわゆるイップスの根本的な解決法とはいいがたいうえ、手のジストニア症状に的確にボツリヌス注射をおこなえる医師は非常に限られているのが実情です。

内服薬の効果は限定的

薬物療法については、今のところジストニアの特効薬というべき薬はありません。筋肉の異常な緊張を解く効果を期待して、パーキンソン病の治療に用いられることがあるトリヘキシフェニジル（商品名アーテンなど）や、非ベンゾジアゼピン系の睡眠薬として知られるゾルピデム（商品名マイスリーなど）、抗てんかん薬などが用いられることもあります。

しかし、内服だけで満足のいく結果を得られる人は少ないのが現状です。

イップスに悩む人のなかには、鍼治療を受けているという人や、試してみたいと考える人も少なくないようです。

鍼治療の効果も期待は薄い

鍼治療に期待できるのは、血流を改善したり、筋肉の緊張をほぐしたりする効果です。イップスが局所性ジストニアの現れである場合、筋肉のこわばりが問題なのですから、鍼治療が効くのではないかと期待する人もいるでしょう。しかし、局所性ジストニアは、手や指などの局所に問題があるわけではなく、脳内の神経回路の問題でなんらかの動作をしようとするときだけ生じるものです。ジストニアそのものの改善は難しいでしょう。

同様に、マッサージ、ツボ押しなども、ジストニアそのものを改善させる効果は期待できません。もっとも、できない動きをカバーするために別の部位に負担がかかり、筋肉に疲れがたまっている場合などは、鍼治療やマッサージで楽になったと感じることはあるかもしれません。

完治を目指すなら手術を検討する

ジストニアに対して、保存療法の効果は限定的といわざるを得ません。完治を目指すので

column 感覚トリックを利用した対処法も

ジストニアには「感覚トリック」と呼ばれる現象がみられることもあります。特定の感覚刺激によって症状が軽くなったり、逆にひどくなったりする現象です。

たとえば、ジストニアのひとつである痙性斜頚がみられる人のなかには、頬に手を当てている間は症状が出にくい、などという人もいます。「頬を触る／触られている」という末梢からの感覚情報が加わることで、神経回路の流れに変化が生じるためと考えられます。

感覚刺激が神経回路の情報の流れに影響を与える現象は、ジストニアがない人にもみられます。よく知られているのはハンガー反射です。針金ハンガーを広げて頭を入れると、自然と首が右または左に旋回する現象です。針金が当たる感覚が不随意運動を引き起こしやすいのだと考えられます。

感覚トリックにはいろいろな種類があり、自分なりの「できなくなっている動作をできるようにする動作」をみつけて、それで何とかしているという人もいます。ハンガー反射を利用して、痙性斜頚による首の傾きの改善をはかるための医療機器（ラクビ）も考案されています。

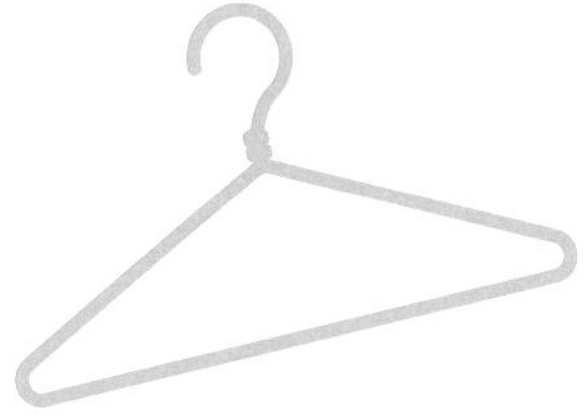

あれば手術療法が不可欠です。手術療法については章を改めて詳しくお話ししますが、ジストニアは、脳の特定の部位を治療することで劇的な改善が見込めます。

もっとも、手術を受ければ必ずイメージどおりの回復がはかられると断言するのも難しいのが実情です。意思に反して筋肉のこわばりが生じるという、ジストニアの症状そのものは起こらなくなっても、すぐに発症前とまったく同じ状態に戻るというわけではありません。発症前とほぼ変わらない状態になったと感じる人も多い一方で、期待どおりではないと感じる人も皆無ではありません。

とくに「手術を受けさえすれば、元どおりになるはず」「この症状さえなくなれば、すべてうまくいく」という思いが強い場合、症状自体は抑えられても治療結果に満足できないということがあるようです。

手術が成功し、筋肉の異常な収縮は起こりにくくなっても、発症前の動きがすぐに取り戻せるとはかぎりません。イメージどおり、動かせるようになるまでには、もう一度、練習を重ねていく過程が必要になることもあります。

手術療法のメリット、デメリットをよく考え、受けるかどうか検討していくようにしましょう（↓第5章）。

「ふるえ」の治し方

●原因によって、効果的な治療法は変わる

ここからは、イップス＝局所性ジストニア以上に悩まれている方が多いと考えられる、ふるえの治し方についてみていきましょう。

これまでお話ししてきたとおり、ふるえはさまざまな原因で起こります。生理的なものであれば、治療の対象にはなりません。ただし、カフェインのとりすぎや、疲労、睡眠不足、ストレスや不安などが生理的反応を大きくしていないかどうか、振り返ってみる必要があるでしょう。その場合、ふだんの生活を見直して体調を整えることで、ふるえが軽くなる可能性はあります。

原因が明らかなふるえに対しては、原因そのものにどう対応していくかが重要です。飲酒量が多く、アルコールをとらないとふるえが強くなるなどという場合は、お酒の飲み方を見直す必要があります。また、甲状腺機能亢進症をはじめ、内科的な疾患がもとにあるなら、もとにある病気の治療を進めます。甲状腺機能亢進症は、ホルモン療法や放射線治療などが

有効ですので、内分泌内科などにかかります。

生理的な反応の範囲を超えている、内科的な疾患はとくにないということであれば、脳の神経伝達にかかわる疾患とみられます。「脳神経内科」を受診し、原因を調べておきましょう。

パーキンソン病とわかれば、不足しているドーパミンを補うための薬、レボドパ製剤を中心に薬物療法を進めていきます。パーキンソン病の薬は種類が多いので、専門医のもとで病態の改善をはかっていくことが大切です。ただし、パーキンソン病は治療期間が長くなるにつれ、ふるえだけでなく、固縮（筋肉のこわばり）や、ジスキネジア（体の一部が勝手に動く）など、さまざまな運動機能の障害がコントロールしにくくなっていくこともあります。そうした場合、あとでお話ししますが、外科的な治療、すなわち脳の手術も選択肢の一つになります。

その他の神経難病とわかった場合には、専門的な治療を要します。病状を和らげるために薬物療法などをおこなっていくことになるでしょう。

脳卒中など、脳損傷の後遺症としてふるえが生じている場合、ふるえだけを止めようとしてもなかなか難しいのが現状です。脳卒中の再発防止を優先し、そのための治療を続けるようにします。

本態性振戦の治し方

そうした数々の「原因」がこれといって見当たらないのが本態性振戦です。本態性振戦であることが明らかなら、治療するかどうかは患者さんの気持ちしだいです。多少手がふるえていても、日常生活に不自由を感じない程度なら、積極的な治療はしないという選択もあるでしょう。

また、第2章でお話ししたように、「同じくらいの緊張度で、人よりずっと大きくふるえが生じる状態」が本態性振戦です。生理的な反応が気になる人への注意と同様に、カフェインのとりすぎや過労をさける、睡眠を十分にとる、ストレスの解消に努めるなどといった一般的注意は、決して無駄にはなりません。

本態性振戦の場合、飲酒でふるえが出にくくなる傾向がみられるので、あまりひどくなければ、晩酌を楽しむというのも頭ごなしに否定はできません。しかし、グラスをもつ手がふるえないように浴びるように酒を飲む――などといった事態になるのは危険です。ふるえを止めるために酒を飲む、という状態が続くのは、良いことではありません。本態性振戦の場合、基本的に、なにか動作をしようとすると現れる症状ですから、それを抑えるために飲酒を続けていたら、依存症や内臓疾患など、別の障害が現れるおそれもあります。

「ふるえを止めたい」という気持ちが強いならば、お酒に頼るのではなく、医療機関で本態性振戦として治療を受けることをおすすめします。

本態性振戦に使える薬は限られている

本態性振戦に対する薬物療法は、比較的症状が軽い場合には、ふるえがとくにひどくなりやすい場面、緊張感が高まりやすい状況に臨む前だけ、抗不安薬などを服薬するという方法がとられることもあります。しかし、そもそも本態性振戦は、特定の場面だけでなく生活動作に伴って現れる症状なので、「必要なときだけ服薬する」というやり方には限界があります。

脳神経内科では、本態性振戦に対する薬物療法として「β遮断薬」を処方するのが一般的です。適切な薬を十分な量、十分な期間、使うようにすれば、症状の改善がみられることもあります。

β遮断薬は、自律神経のうち、筋肉や血管を収縮させる交感神経の働きを抑える作用をもつ薬の総称です。さまざまな薬がありますが、日本で唯一、本態性振戦に対して保険適応が認められているのは、アロチノロールというβ遮断薬です。適切な処方量は個人差が大きいので、主治医と相談しながら治療を進めていく必要があります。

じつは、アロチノロールは日本と韓国以外ではほとんど使われていません。国際的に本態性振戦治療の第一選択薬となっているのは、プロプラノロール（商品名インデラルなど）というβ遮断薬です。ところが、日本の健康保険制度では高血圧などの治療薬として認められているものの、本態性振戦では適応外となっています。国際的に第二選択薬とされるプリミドンという薬剤は抗てんかん薬の一種で、日本では、プロプラノロールと同様に本態性振戦に対しては適応外です。

プロプラノロールもプリミドンも本態性振戦の改善に役立つことは明らかで、比較的安価な薬です。処方できれば患者さんの利になるはずです。しかし、薬の適応拡大の承認を受けるための手続きには日本国内での臨床試験が必要で、そのために莫大な費用が発生します。「薬価が安いこと」が逆にネックになり、承認を求めようという動きにならないのです。

β遮断薬は喘息や一部の循環器系疾患などの持病があると服用することができず、また、症状が重いと満足いく効果が得られないケースもあります。

その場合、ジストニアと同様に、日本ではボツリヌス療法（↓P110）が試されることもあります。しかし、ふるえは軽くなっても力が入りにくくなるなどといった問題もあり、満足のいく結果は得にくいのが実情です。また、保険は適用されないため、治療費の全額が自己負担になります。

ふるえも手術で止められる

薬物療法で効果が得られない本態性振戦には、脳の外科的な治療を検討すべきでしょう。手術については章を改めてお話ししますが、ごくごく限られた部位に熱を加えて凝固させるなどといった方法で、症状は劇的に改善することが期待できます。

本態性振戦に悩む患者さんは高齢の方も多く、年齢的な問題で手術は難しいのではないかと心配する声もあります。実際、外科的な治療を実施している施設では、治療対象年齢は70歳くらいまでとしているところも多いようです。しかし、高齢である、というだけで手術という選択肢はないと考える必要はありません。

社会の高齢化が進むにつれ、高齢者に対する手術の考え方は変わってきています。昔は「年だからしかたがない」と思われていた年齢であっても、生活の質（ＱＯＬ）を保つ観点から積極的に治療していく場合も少なくありません。

高齢者でも健康状態がよければ手術は可能

手術が難しいのは、脳出血、脳梗塞などを起こしたことがある、全身の健康状態が悪化しているなどという場合です。年齢が高くなるほど、持病のある人、健康状態が悪化している

治療による変化

本態性振戦による手のふるえは、手術により大きく改善することが期待できます。

治療後

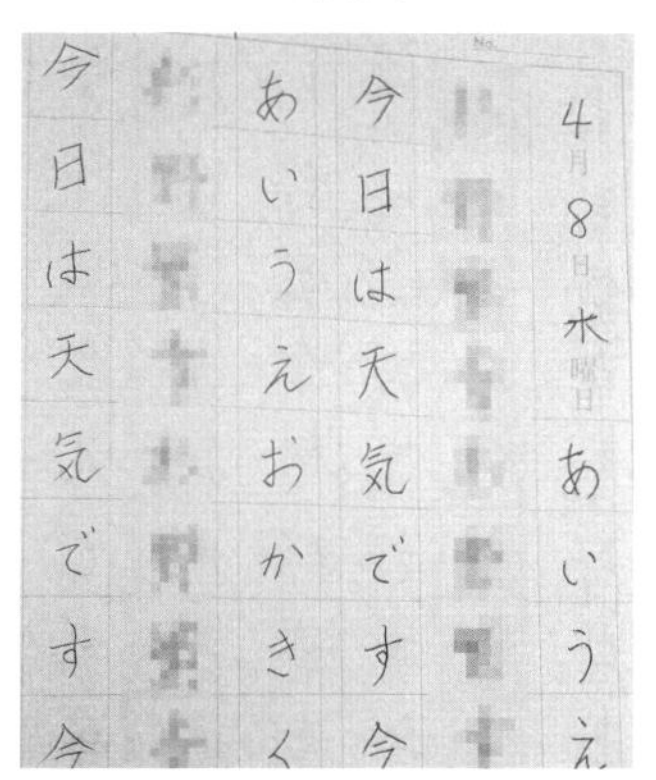

手術直後からふるえが改善し、字を書きやすくなった

治療前

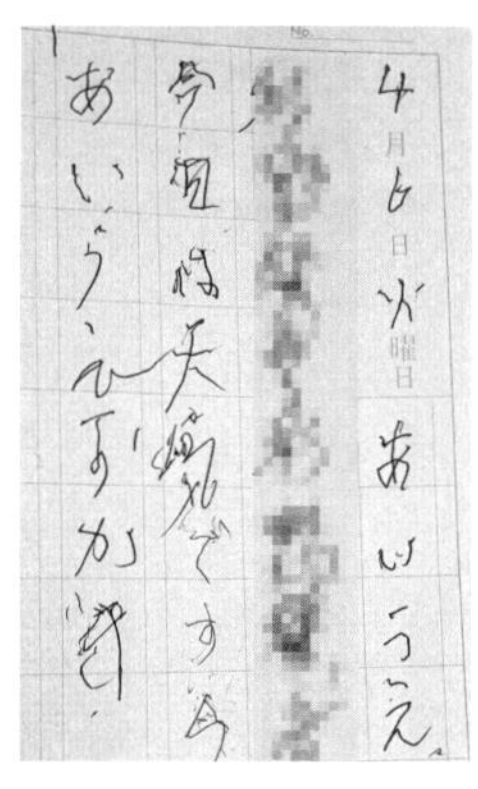

字を書こうとしても手のふるえが激しく、うまく書けない

人も多くなる傾向はあります。

一方で、ふるえ以外にはとくに問題はないという元気な高齢者も少なくありません。そうした方々が、日常生活の妨げになるほど激しい症状に悩んでいるのだとしたら、ふるえを止めることで生活の質が大きく改善する可能性が高いでしょう。

私たちの施設で、本態性振戦の手術を受けられた患者さんのなかには、手術当時85歳だった方もいらっしゃいます。

「もう年だから」とあきらめず、手術が可能かどうか、検討してみることをおすすめします。

●「症状のせいでできない」は本当か？

局所性ジストニアにしろ、本態性振戦にしろ、命にかかわる病気ではないとはいえ深く悩んでいる患者さんが少なくありません。職業性のジストニアは、手指など体の動きがコントロールできなくなることで、仕事そのものが続けられなくなる恐れもあるという点で、悩みが深いのは当然のことでしょう。

一方で、「この症状のせいで、○○ができなくなってしまったから、もうなにもしたくない」「この症状があるせいで、人前に出たくない」などと思いつめ、うまくいかないことすべての原因を症状のせいにする気持ちになることもあるようです。

また、不随意運動に苦しむうちに、随意運動、つまり自分の意思でする運動まで控えてしまう人も少なくありません。局所性ジストニアの場合はできなくなっている動作そのものを無理に練習することは控えたほうがよいのですが、できることまでやめてしまうと、気分も沈みがちになり、問題はより大きくなりがちです。

手のふるえ、足のふるえなどに悩んでいる人も、「ふるえがあるから動けない」と考えてしまうことがありますが、ふるえがあってもできることの方に目を向け積極的に体を動かすことが大切です。

筋肉は、使わなければ衰えていきます。ジストニア、本態性振戦自体は治療によって治せても、筋肉の衰えは治療で回復できるわけではありません。

治療が功を奏して症状自体は軽くなった場合でも、症状に苦しんでいる間に活動量が低下することで筋肉の衰えが進んでしまうと、体が思うように動かせず、改善が感じられないということもありえます。

体全体を使った運動は、積極的に続けるようにしましょう。

ストレス対策は重要

日常生活での注意点としては、運動を心がけるとともに、ストレスをためないようにすることも大切です。

ジストニアや本態性振戦は、くり返しお話ししているように心因性の症状ではありません。しかし、心の状態とまったく関係がないともいえません。というのも、局所性ジストニアに悩む音楽家の方などのお話を聞くと、仕事の忙しさなど、さまざまな精神的ストレスを強く感じていた時期に、おかしな動きが出始めたという人が少なくないのです。まじめな性格で、考え込みやすい人ほど、発症しやすい傾向があるとも感じます。

ストレスが筋肉のこわばりを強めたり、緊張が高まることでふるえが生じやすくなったりする面はあります。症状の悪化につながるおそれはあるので、やはり、ストレスはためこまないほうがよいのです。

ただし、ストレスを減らしたり、メンタルな面でのケアを心がけたりしているからといって、すでにある症状が解消されるというものではありません。

その点は、胃潰瘍に似ています。強いストレスをかかえて胃に潰瘍ができることがあるのはよく知られています。ストレス性のものであっても、いったんできてしまった胃潰瘍は、精神的なやすらぎを与えれば治るというものではありません。投薬や、場合によっては手術で治す必要があります。

イップスといわれるような局所性ジストニアにしても同じです。いわゆるメンタルトレーニングを受けることで、ストレスにうまく対処できるようになるかもしれませんが、根本的な治療法にはなりえないのです。

症状そのものが強いストレスになっている場合もあります。思い悩んでいるのなら、積極的に治療手段を求めていきましょう。

症状があっても大切なこと

症状に苦しんでいるときは「治すこと」ばかりに関心が向きやすいのですが、自分の状態とつきあっていくという姿勢も大切です。

健康的な生活を心がける

心身の状態を整えるには、食事・睡眠・運動のリズムを守るのが基本。当たり前のことだが、大切な心がけ

この先の目標はなにか考える

この先、自分がしたいことはなにか、「症状をなくす」という以外にどのようなことをしていきたいか、具体的に考えてみる。症状があっても実現可能な目標も考えてみよう

ストレスをためこまない

多忙ゆえのストレスであれば休みをとる、自分の好きなこと、楽しいことを見つけて取り組むなど

全身運動を欠かさない

症状への悩みが深い人ほど、活動性が低下しがち。とくに年齢が高い場合には、動かないことで筋肉の衰えが進み、生活への悪影響が大きくなりやすい。気になる症状があっても、それはそれとして、歩く、体操するなど、全身運動は続けるようにする

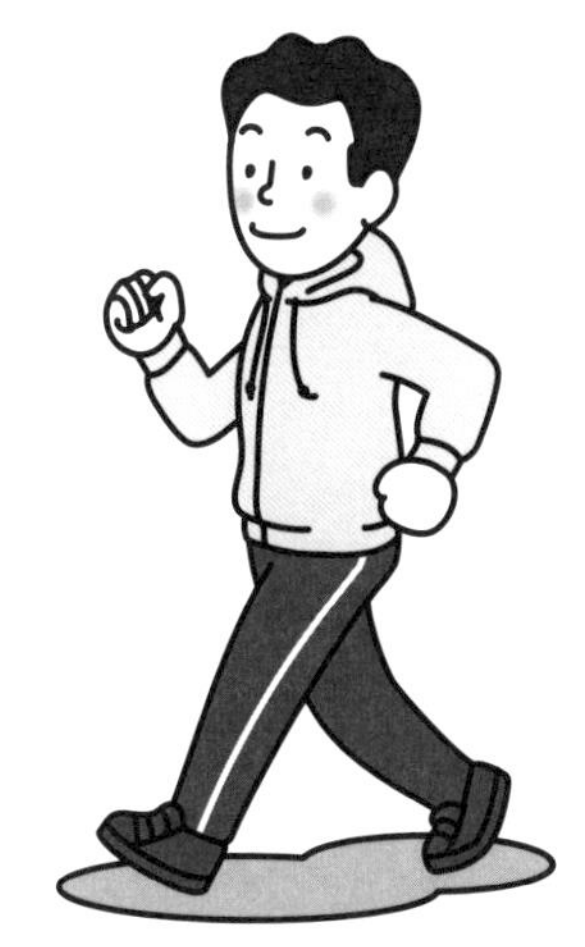

●治療後の目標をもつことも大切

「治すこと」ばかりに目が向いているのは、あまり好ましい状態とはいえません。

重要なのは、自分がしたいこと、できることはなにかを考えていく姿勢です。治療だけが目標、目的になってしまうと、手術を受けるなどして症状が劇的に改善した後に、「今度はなにをしたらいいのだろう」と、まるで生きがいを失ってしまったかのように、ぼうっと過ごすなどということになりかねません。

また、「症状さえなければ」と考えがちですが、症状とどうつきあっていくのかも考えておきましょう。完全には症状をなくせない、治療が難しいという場合でも、なにもかも症状のせいにするのではなく、なにをしたいか目標をもつことで、症状に支配されない人生を取り戻しやすくなるでしょう。

第5章

もっと知りたい！脳の手術のこと

「脳の手術」の始まりと変遷

●根強く残る「ロボトミー手術」のイメージ

不随意運動に悩んでいるが服薬や注射では改善しにくいという場合には、脳の働きを調整するための手術など、脳に対する外科的な治療が改善の鍵になる可能性があります。

しかし、脳の働きを調整するための手術と聞くと、いわゆる「ロボトミー手術」を思い浮かべ、ためらいを覚える人もいるのではないでしょうか。多くの人にとってはなじみがないばかりか、映画『カッコーの巣の上で』で描かれたような、人間性を奪う怖いものと思われている節もある脳の手術について、まずはその歴史的な歩みから、お話ししたいと思います。

現代では悪名高きロボトミー手術を始めたのは、ポルトガルのエガス・モニスという神経医です。1935年、神経生理学者フルトンが報告した「攻撃性のあるチンパンジーの前頭葉を切ると、攻撃性がおさまった」という例を聞いたモニスは、すぐに同僚の脳外科医とともに精神疾患のある患者に同様の手術をおこなったのです。

その方法は非常に原始的で、頭蓋骨に穴をあけてナイフのようなものを挿し入れ、きゅっ

column

日本でもおこなわれていた ロボトミー手術

1940年代から1970年頃まで、およそ30年ほどの間に、日本でも12万人くらいの人が、いわゆるロボトミー手術を受けていたといわれます。当時は、精神疾患のある患者さんの攻撃的な行動を抑制するのに、視床下部を破壊するとよいなどといわれ、脳外科医だけでなく、精神科の医師が率先して手術をおこなっていたとされています。

しかし、正式な統計は日本では残されていません。調べようとしても、ほとんどの資料は焼却処分されたりしています。なかには手術のおかげで社会復帰できたという人もいるのでしょうが、追跡調査がまったくされていないのも大きな問題です。実態がわからないまま、ロボトミー手術について語ること自体、タブーとされる状態が長年続いてきました。

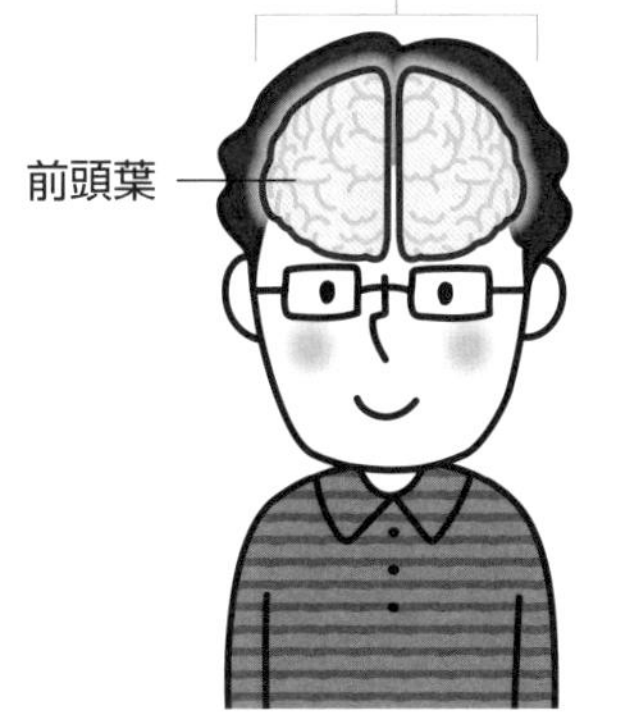

ロボトミー手術とは

ロボトミーとは、脳を構成する単位の一つである「葉(lobe)」と、切除・切断を意味する言葉（tomy）からつくられた用語。「ロボトミー手術」といわれるのは、前頭葉の神経線維を切断する手術のこと。さまざまな方法が試みられていた

と揺さぶって前頭葉の一部を切離するというものでした。

モニスはその後、脳の前頭葉白質切截術、いわゆるロボトミー手術を開発した功績を称えられ、１９４９年にはノーベル賞を受賞しています。

以後、１９５０年代までは世界中で、盛んにおこなわれてきたロボトミー手術ですが、どこを切離すれば効果が得られるのか明らかではないうえ、重大な合併症や副作用が生じることも多々ありました。「人の心を手術で変えてしまうなんてとんでもない」という見方も強まっていきました。

「定位脳手術」のはじまり

一方、１９４７年、アメリカのシュピーゲルとワイシスという医師は、脳には、特定の症状の改善に有効な特定の部位があることを発見しました。その部位に正確に細い針を入れ、熱で焼く、あるいは電気刺激を与える、ピンポイントで薬を注入するなどといった方法で破壊したり、その部位の働きを抑えたりすると、治療の対象である症状が改善することがわかったのです。彼らが始めた脳の手術は、「位置を定めて」おこなうものなので、「定位脳手術」と呼ばれるようになりました。

定位脳手術は、脳の一部を取り去るロボトミー手術と違い、脳を切除するようなことはありませんが、もともとは精神疾患の治療を目的に始められたものであり、その点はロボトミー手術と同じです。しかし、世界中にこの手術法が広がるとともに、精神疾患以外の病気、たとえばパーキンソン病の運動症状やジストニア、手足のふるえなどの不随意運動などに対する高い治療効果が認められていきました。現在では、主に運動機能を改善させるための治療手段として活用されています。

流れを止めた学生運動

日本では1950年代に、楢林博太郎氏によって定位脳手術が取り入れられ始めました。その後1990年代の終わりくらいまでは、症状を発生させている脳の特定の部位に針を入れ、電気で焼いてその部位を壊す「破壊術」が

定位脳手術装置の一例

定位脳手術では、ターゲットとなる部位を正確に治療できるよう、定位脳手術装置といわれる専用の装置を使って実施されます。

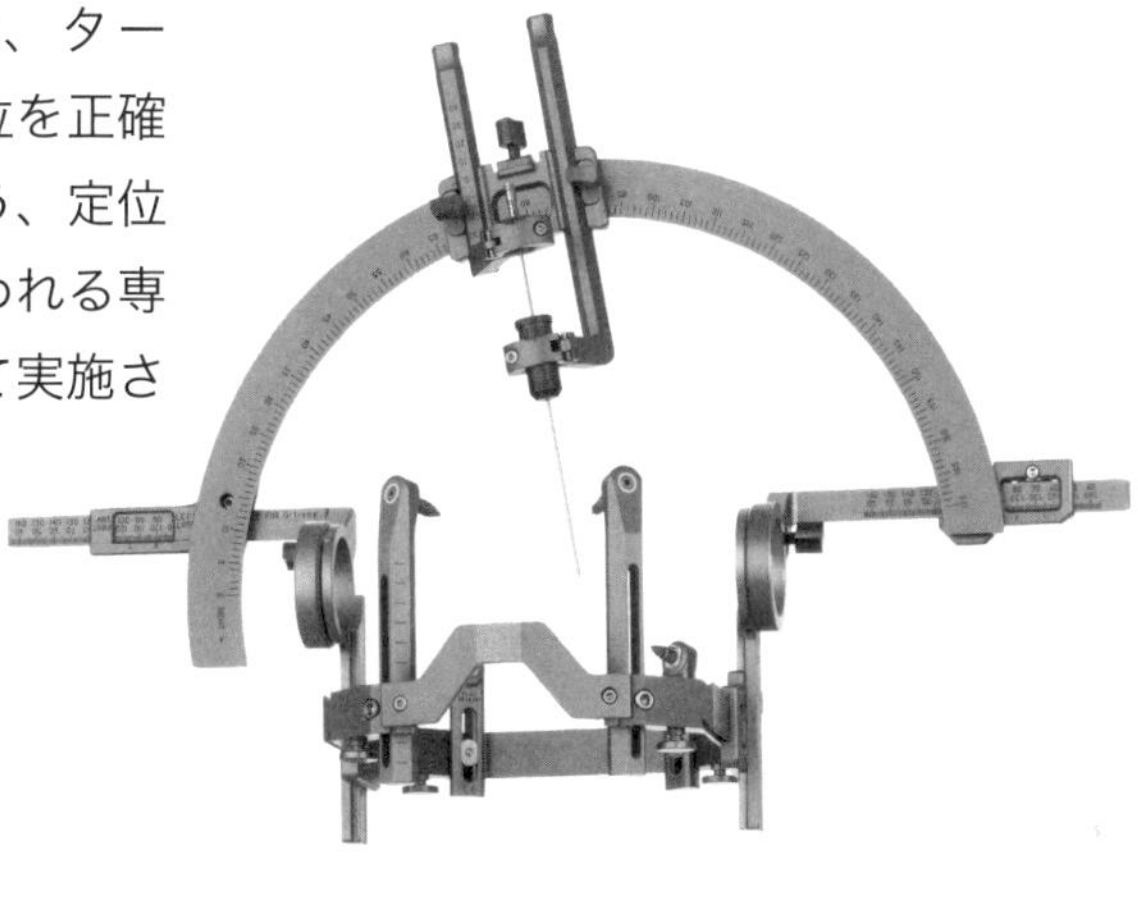

中心でした。

パーキンソン病のほか、ジストニアに対しても破壊術がおこなわれてきましたが、当時はMRIやコンピュータなどの機材もなく、CTも普及していない時代だったので、特定の部位に正確にアプローチするのは非常に困難でした。

脳質という脳内の空間に管を入れ、造影剤を注入し、レントゲンを撮って、脳質の形から推定した治療部位へ針を挿入し治療をおこなうのですが、レントゲンを1枚現像するのに10～15分もかかっていた時代です。レントゲンが現像されるのを待ち、そのレントゲンを見ながら治療を進めるので、1人の手術に朝から夕方までかかっていました。しかも、レントゲンは影絵のようなものですから、歪んで映ることもありますし、病巣がどこにあるのか、どうなっているのかわからなくなることもありました。

苦労の末、ぴたりと正確なところを治療できれば症状は改善するのですが、少しでも外れてしまうと改善されない、むしろ悪化してしまうことすらありました。脳の神経をひとたび電気や熱で焼いてしまうと、もう元の状態には戻せません。どこを焼いたから悪化したのかも判断できず、リスクの高い手術でした。

技術的な問題に加え、日本の場合、いわゆる学生運動のターゲットの一つになったこともあり、「機能改善するための脳の手術」はタブー視されるようになっていきました。学生運動がさかんだった1970年前後には、まだ日本でも精神疾患に対するロボトミー手術が行われていました。それが槍玉にあげられ、精神疾患に対する外科手術はもちろん、手術に使う道具までも否定されていったのです。

ちょうど1970年頃から増え始めた脳卒中や、交通事故による脳外傷への対応として、脳外科を充実させようという動きが強まり、国の大学に次々と脳神経外科が設置されていきましたが、私たちが現在行っている機能的脳神経外科は遅れをとってしまいました。

定位脳手術の復権

復活の兆しが見えたのは、1993年、脳の深部にある淡蒼球内節（Globus pallidus internus：GPi）を熱凝固により破壊することにより、パーキンソン病の運動症状が劇的に改善するという報告からです。パーキンソン病の運動症状として現れるジストニアにも有効であったことから、一次性全身性のジストニアに対しても同様の手術がおこなわれるようになっていきました。

1990年代後半以降は、脳内の様子を正確に把握できるMRIの導入が進み、細い電極（プローベ）の先端を、1㎜単位で正確に特定の場所に留置することができるようになりました。機器の進化とともに、脳の特定部位を「破壊」するのではなく、「刺激」して症状を緩和する方法——脳深部刺激療法が登場したことで、定位脳手術は、薬物療法などでは対応が難しい運動症状を改善するための重要な手段となっていったのです。

専用コンピュータによる手術計画

機器の進化により、脳の深部にあるターゲットを正確に治療できるようになりました。

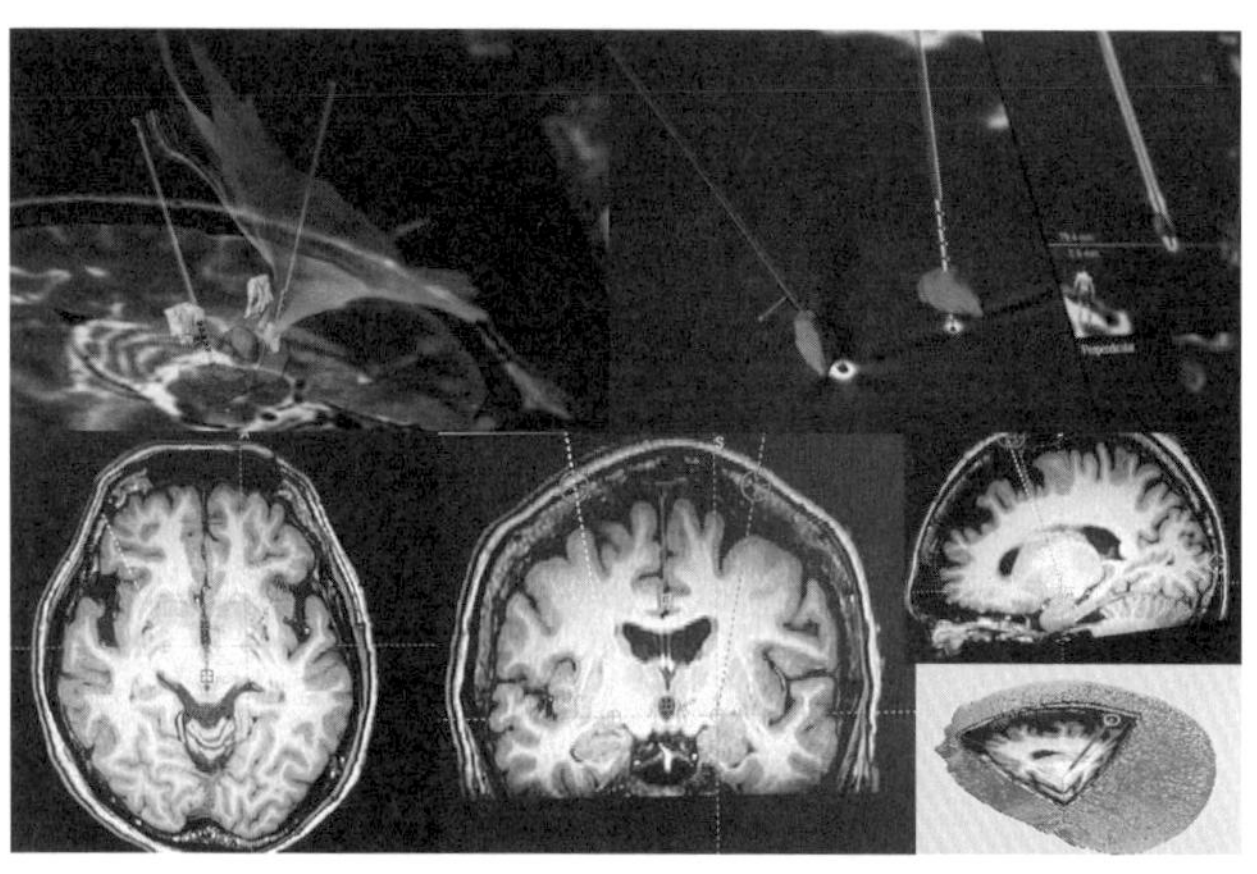

手術計画のために欠かせない脳の画像検査

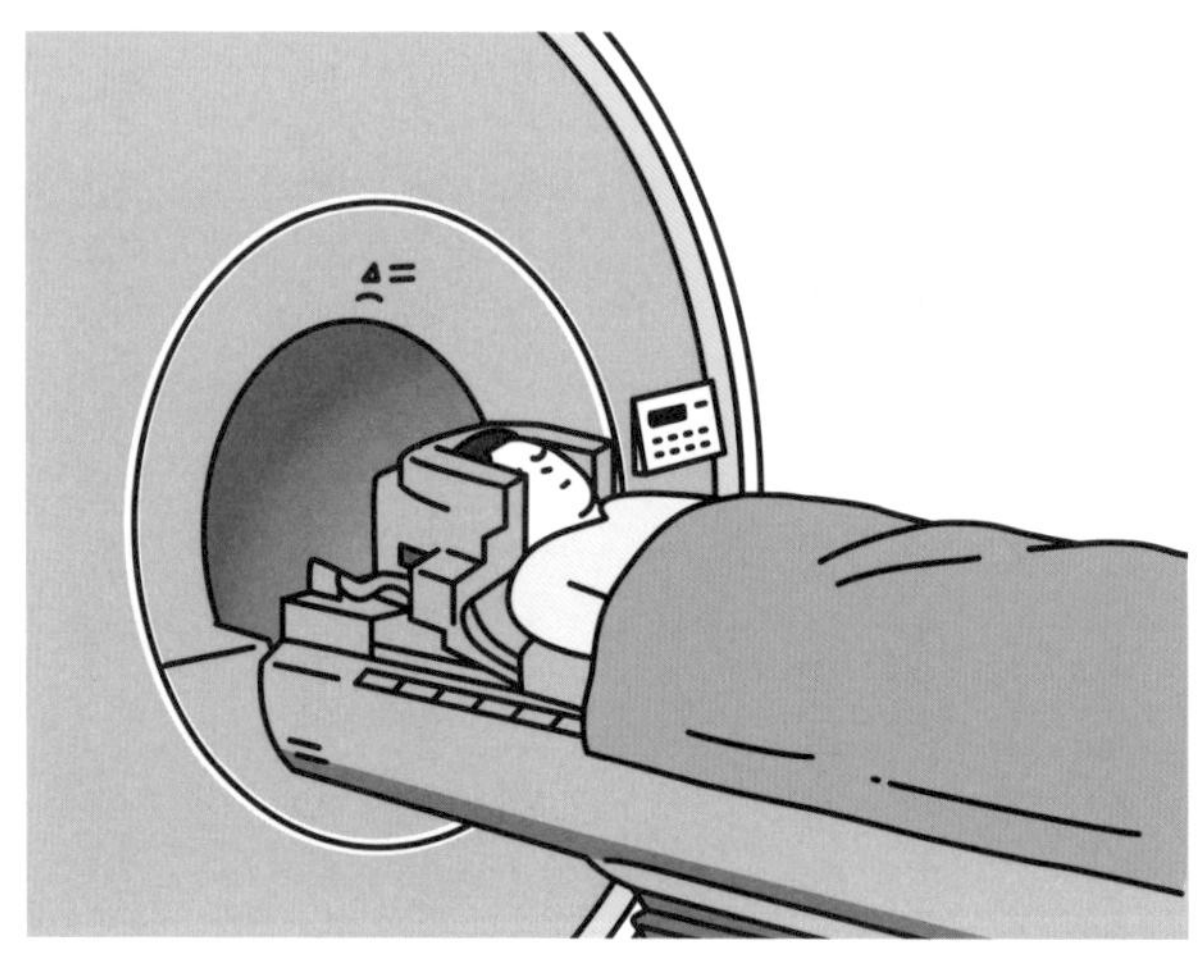

どこをターゲットにするのか？

紆余曲折を経て、定位脳手術は不随意運動に対する重要な治療法の一つとなってきたわけですが、治療のターゲットとなる「特定の部位」は現れている症状によって異なります。ただし、ターゲットとなるのはいずれも大脳基底核や視床の一部です。第3章でお話ししたように、不随意運動にはこれらの働きが大きく関与しているからです。

定位脳手術復活のきっかけとなった淡蒼球内節（ＧＰｉ）の治療は、パーキンソン病で現れやすい固縮（筋肉のこわばり）や、ジスキネジア（勝手に体が動く症状）などの症状改善に有効です。筋肉のこわばりに対して効果があることから、全身性のジストニアの場合も、淡蒼球内節がターゲットとされます。パーキンソン病の運動症状に対しては、視床下核（subthalamic nucleus：ＳＴＮ）をターゲットとすることもよくあります。寡動（かどう）・無動症状に対しては、視床下核の治療が最も効果的とされています。

本書をお読みのみなさんに関係の深い、局所性のジストニアや本態性振戦の場合は、視床がターゲットになります。

視床は脳の真ん中から10数ミリほど外側にある構造体で、大きさはウズラの卵1個分くらい。そのなかはいくつもの領域に分かれています。局所性ジストニアの場合は、視床のなかの「視床Ｖｏ核」、ふるえに対しては「視床Ｖｉｍ核」という部位の働きを抑えると、症状が治まることがわかっています。

視床Ｖｏ核も、視床Ｖｉｍ核も、それぞれご飯粒1個ほどの大きさしかありません。そんな小さなところでも、機器の進歩とともに正確にアプローチしやすくなり、定位脳手術はより安全かつ効果的に実施できるようになっていきました。

また、新たなターゲット部位として、ＦｏｒｅｌＨ野という部位も注目されています。ここは、淡蒼球から視床へ向かう神経線維や、小脳から視床へ向かう神経線維などが集まっており、寡動・無動症状への効果、不随意運動への効果、さらには振戦への抑制効果まで報告されており、すべての要素を併せもつ可能性があるとも考えられています。

淡蒼球内節も視床下核も、視床も、そしてＦｏｒｅｌＨ野も、それぞれ脳の左右に1つずつあります。体の右側の症状は左側、体の左側に現れている症状なら右側の淡蒼球内節や視床下核、視床がターゲットになります。全身に症状があれば、両側の治療が考慮されます。

治療部位の目安

治療のターゲットとなる部位は、脳の比較的深いところにあります。改善させたい症状により、治療部位は少しずつ異なります。

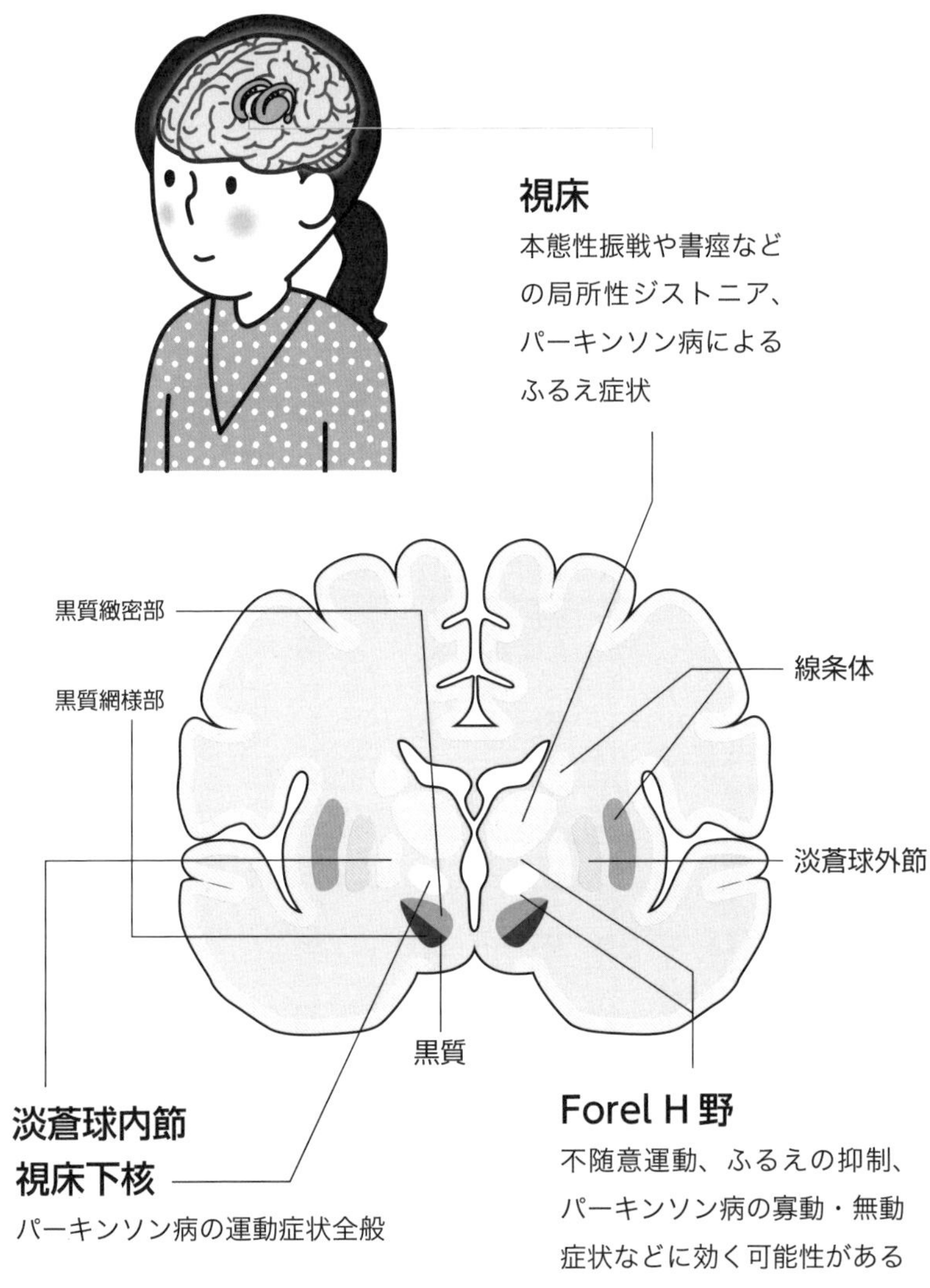

●どのような治療をするのか？

定位脳手術は、ターゲットとなる部位の組織を破壊する破壊術からスタートしましたが、現在では2つのタイプがあります。「高周波凝固術（Radiofrequency thermocoagulation：RF）」と「脳深部刺激療法（Deep Brain Stimulation：DBS）」です。

高周波凝固術は、ターゲットとなる部位に電極を挿入して70℃程の熱を加えて焼き固める方法で、破壊術の一種といえます。組織を焼き固めたあとは、電極を抜き取って終了します。一回の手術で治療を完結できるという点が、凝固術の最大のメリットです。ただし、一回の手術で、左右の部位を両方とも凝固させると、発語障害などの後遺症が生じる危険性が高いため、片側の治療後1年ほど間隔を開けて反対側の手術をするのが普通です。

もう一つの脳深部刺激療法は、脳の中の狙うべきポイントに細い電極を生涯留置し、胸の皮膚の下に埋め込んだ電気刺激発生装置から、視床Ｖｉｍ核に適切な電流を継続的に流すことで症状を抑え込む方法です。刺激発生装置は、心臓のペースメーカーのように脳を慢性的に刺激する、いわば脳のためのペースメーカーです。

脳の組織を破壊することがなく、両側同時に治療が可能なこと、術後も症状の改善ぐあいをみながら調整が可能という安心感からか、刺激療法のみを採用する医療機関が多いのですが、機械を体内に植え込む(埋め込む)ことで生じる弊害もあります。

それぞれの詳細についてはのちほど改めてお話ししますが、どちらの手法にしても、「頭蓋骨に穴を開け、ターゲットとなる部位に電極を挿入する」という点は共通します。

一方、「切らない手術」として注目を集めているのが、「経頭蓋MRガイド下集束超音波治療(Focused Ultrasound Surgery:FUS)」です。ただし、集束超音波治療は「切らない」というだけで、副作用などのリスクは他の定位脳手術と同様に考えておく必要があります。また、頭蓋骨の性状によっては効果を得にくく、不向きな人

4つの外科的治療法

頭蓋骨に穴を開ける(定位脳手術)	刺激するだけ	脳深部刺激療法 →143ページ
	組織を焼き固めて破壊	高周波凝固術 →150ページ
穴を開けない		経頭蓋MRIガイド下集束超音波治療 →163ページ
	組織を変性させて破壊	ガンマナイフ(定位放射線治療) →168ページ

もいます。

脳深部刺激療法、高周波凝固術、集束超音波治療は、循環器系の病気の予防・再発予防のために抗血小板薬など、いわゆる「血液サラサラの薬」を服用している人は受けられないこともあります。そうした場合でも可能な方法としてガンマナイフ（定位放射線治療）がありますが、これは保険のきかない全額自費での治療となります（↓P168）。

いずれの治療法も、メリット、デメリットがあり、どの方法が自分にとってより望ましいかを判断して選択することが重要です。よりよい選択のための材料として、次に各種の方法について詳しくみていくことにしましょう。

機械を植え込む「脳深部刺激療法」

●全身に症状がある場合に対応しやすい

ターゲットとなる部位に留置した電極と、電流を発する機械を用いた刺激療法は、難治性疼痛に対する治療法として1970年代から用いられてきました。1990年代後半からは、不随意運動に対する治療法として、それまでの旧式な凝固術に代わり、脳深部刺激療法が定位脳手術の主流になっていきました。

脳の組織を破壊することなく刺激するだけなので、術後、たとえば「ろれつが回りにくい」「物が飲み込みにくい」などといった不具合が起こったら電流を弱めるか止めればよく、術後も調節可能であるという点に加え、両側同時に手術が可能なため、とくに全身に症状がある場合にも対応しやすいというメリットもあります。

日本では2000年に、パーキンソン病による振戦や本態性振戦の治療法として保険適応が認められ、その後ジストニアやパーキンソン病の諸症状にも適応が拡大されました。

パーキンソン病には有効な方法

脳深部刺激療法を受ける人のなかで最も多いのは、パーキンソン病による運動障害の治療を目的とする方々です。脳のどの部位に電極を留置するかは症状によって異なります。

パーキンソン病は高齢の患者さんが多く、パーキンソン病以外にも持病や筋力、感覚などの機能低下を抱えている方も多いので、治療の目標は「日常生活に不自由がより少なくなるように」という方が大半です。機能改善により「自力で食事ができるように」「自分でベッドから起きてトイレに行けるように」「身の回りのことが自分でできるように」などといった目標なら、十分に叶えられるでしょう。なかにはほとんど寝たきりだったのに、走れるくらいまでに運動機能が改善したという人もいます。

パーキンソン病によるふるえや、筋肉のこわばりなどは、体の左右で現れ方に差があることが多いのですが、進行するにつれ、両側ともに症状が出現するケースもあります。その場合でも、両側の治療が可能な脳深部刺激療法なら、対応しやすいというメリットもあります。

ただし、パーキンソン病の進行を防ぐことはできません。治療後数年、人によっては10～15年程度、運動症状が改善することは期待できますが、多くの場合、病気の進行とともに徐々に治療効果は消えていきます。また、脳深部刺激療法で改善が見込めるのは、パーキンソン病によって生じる多様な症状の一部、運動症状の一部のみであり、手術を受けたからといって薬物療法が不要になるわけではありません。

体内に機械を植え込んだ状態が一生続く

パーキンソン病は高齢者の方に多い病気であるのに対して、いわゆるイップスを含めたジストニアは比較的若い年代の人に多い病気です。子どもや高齢者にみられることもありますが、多いのは若年層あるいは中年層での発症です。

ジストニアの大半は進行性の病気ではなく、パーキンソン病で起こるような神経の変性はみられません。一度治療を受けて効果がみられれば、治療効果は基本的にはずっと続きます。つまり、たとえば20歳で脳深部刺激療法の手術を受けた場合、その後も刺激を与え続ければ症状を抑えられる可能性は高いといえます。ただし、そのためには、たとえば80～90歳まで生きるとしたら何十年も体内に機械、つまり脳に留置する電極と、胸に植え込む刺激装置を入れておかなければなりません。脳深部刺激療法は、本態性振戦に対しても保険適応が認められており、原因不明のふるえを治す治療法の一つとされています。しかし、本態性振戦の場合も、比較的若い年齢で発症し、脳深部刺激療法を受けた場合には、やはり何十年も機器を植え込んだままで暮らすことになります。

脳深部刺激療法のしくみ

脳内に電極を留置し、胸部に植え込んだ装置から電気信号を送って脳の働きを調整していきます。

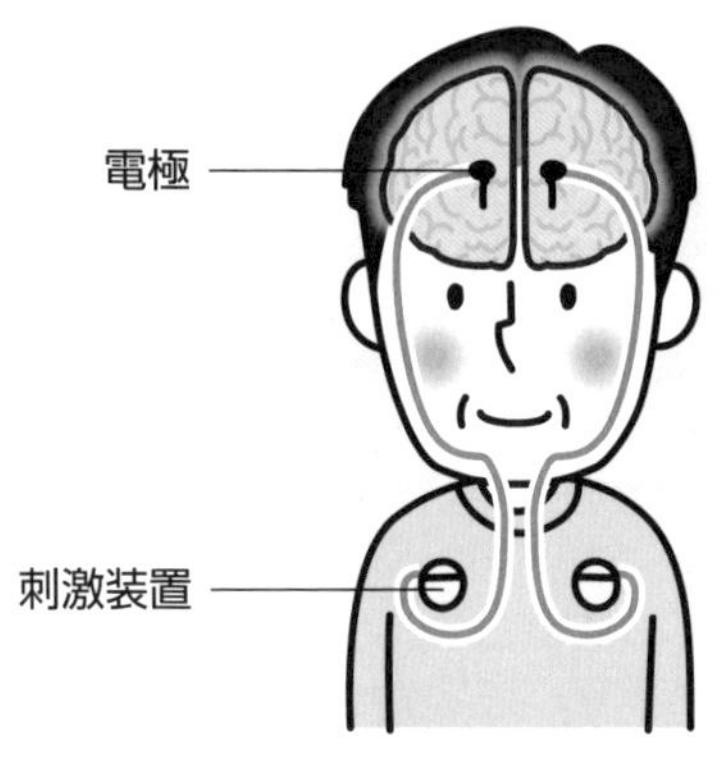

電極と装置をつなぐコードは、皮膚の下に入れられるので外からは見えない

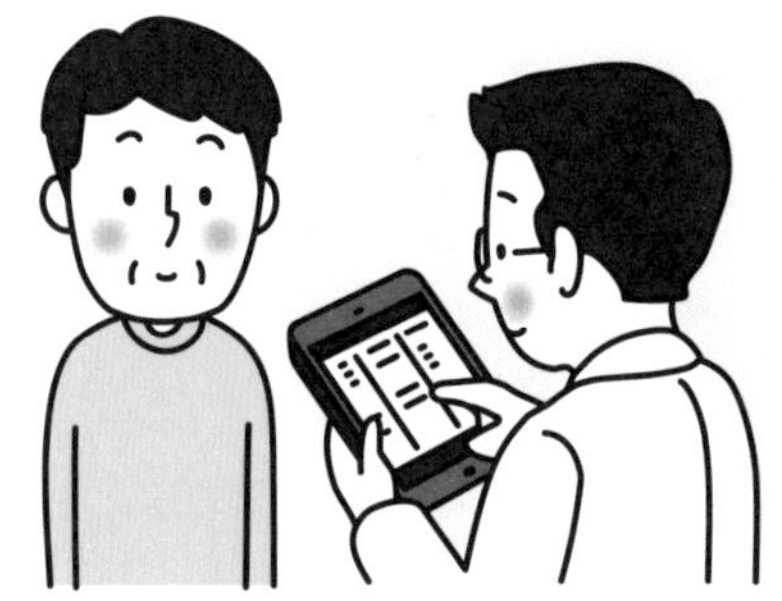

治療後は定期的に通院し、電気刺激の強さを医師に調節してもらう。調節は体外から遠隔操作でおこなえる

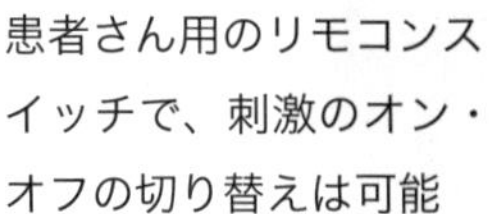

患者さん用のリモコンスイッチで、刺激のオン・オフの切り替えは可能

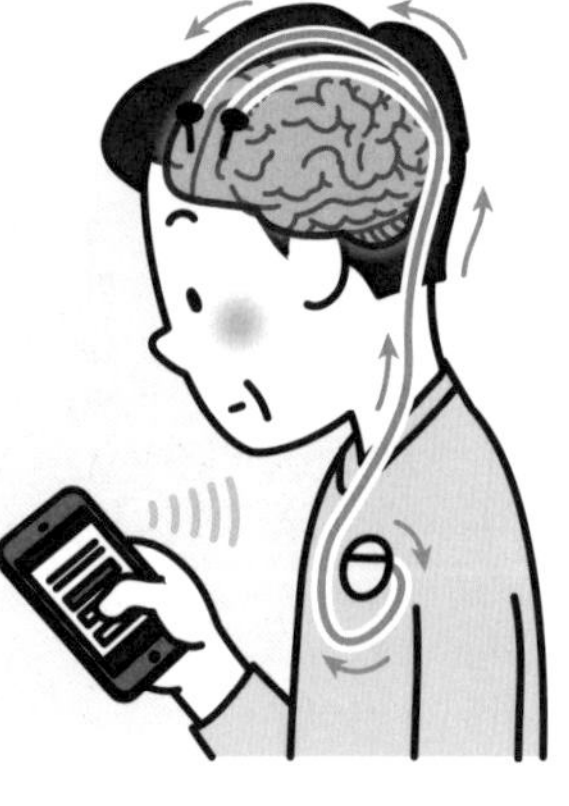

脳深部刺激療法の手術の進め方

事前の検査で、治療部位や全身の状態を調べたうえで、電極と刺激装置を体内に留置する手術がおこなわれます。

手術当日

❶	病棟の処置室でひたいと後頭部に局所麻酔をして、定位脳手術用のフレームを頭に固定する
❷	車椅子で検査室まで移動し、MR、CT の検査
❸	手術室へ移動。頭蓋骨に直径 1㎝程度の穴を開ける。両側を治療する場合は 2 ヵ所
❹	脳深部の活動を記録し、電極の留置部位を決定
❺	実際に脳深部へ電気刺激を加え、症状の改善、副作用の有無を確認。X 線透視しながら、電極を目的の部位へ留置
❻	全身麻酔に切り替え、前胸部へ刺激装置を植え込み、頭部のリードと接続
❼	術後の MRI、CT の検査をおこない、病室へ戻る

◎手術時間は、手術をおこなう施設によって差があり、電極の留置を 1 時間程度でおこなう施設も、2 ～ 3 時間かかる施設もある。胸部の植え込みも同様に 1 ～ 3 時間ほどと差があり、概ね 1.5 時間程度

◎手術後は翌朝までベッド上で安静を保つ。食事や歩行はその後から

◎手術当日の夜、頭痛がひどい場合は鎮痛薬を使用

●ジストニアや本態性振戦には慎重な判断を

脳深部刺激療法は、進行性の病気であり、かつ高齢の患者さんが多いパーキンソン病の運動症状に対してはよい治療法といえます。しかし、1回の治療で治る可能性のあるジストニアや、本態性振戦に対する治療としては、果たしてこれがベストな治療法かどうか、はなはだ疑問です。実際のところ、体内に機械を留置し続けることで、意思に反した筋肉のこわばりや、ふるえの症状とは別の悩みをかかえるようになる患者さんが多いからです。

機械を動かすための電池が切れれば、その入れ替えが必要です。最近では、皮膚の上から充電可能で、10年ほどの耐久性がある刺激装置も使われていますが、そうした装置を利用した場合でも、毎週のように充電する必要があります。

機械が壊れたら、症状が元に戻ってしまうおそれもあります。飛行機の保安検査時に機械が反応したらどうしよう？　ほかの病気で必要なＭＲＩなどの検査が受けられなくなるのでは……などと、さまざまな不安をもちながら日々を過ごすことになります。

「症状は抑えられているが、自分は今でもジストニアだ」「自分は機械でコントロールされている」「一生機械につながれたままだ」などという気持ちから逃れられない患者さんも少なくないのが実情です。

実際、患者さんが心配されるように、機械が壊れる、電線が切れるなどといったトラブルが生じたり、感染や、いわゆる異物反応が起こり、皮膚がただれて機械が露出したりする例も珍しくはありません。そうした問題が生じれば、機械をすべて体内から取り去る必要があります。

費用面の問題もあります。機械自体が高額なため、脳深部刺激療法にかかる総医療費は数百万円にのぼります。患者さんの自己負担額は、高額療養費制度などを利用すれば一定限度内に抑えられるものの、機械の交換時にはその都度、費用がかかります。

治療後の人生が長いと考えられる人の場合、より慎重な判断が必要といえるでしょう。

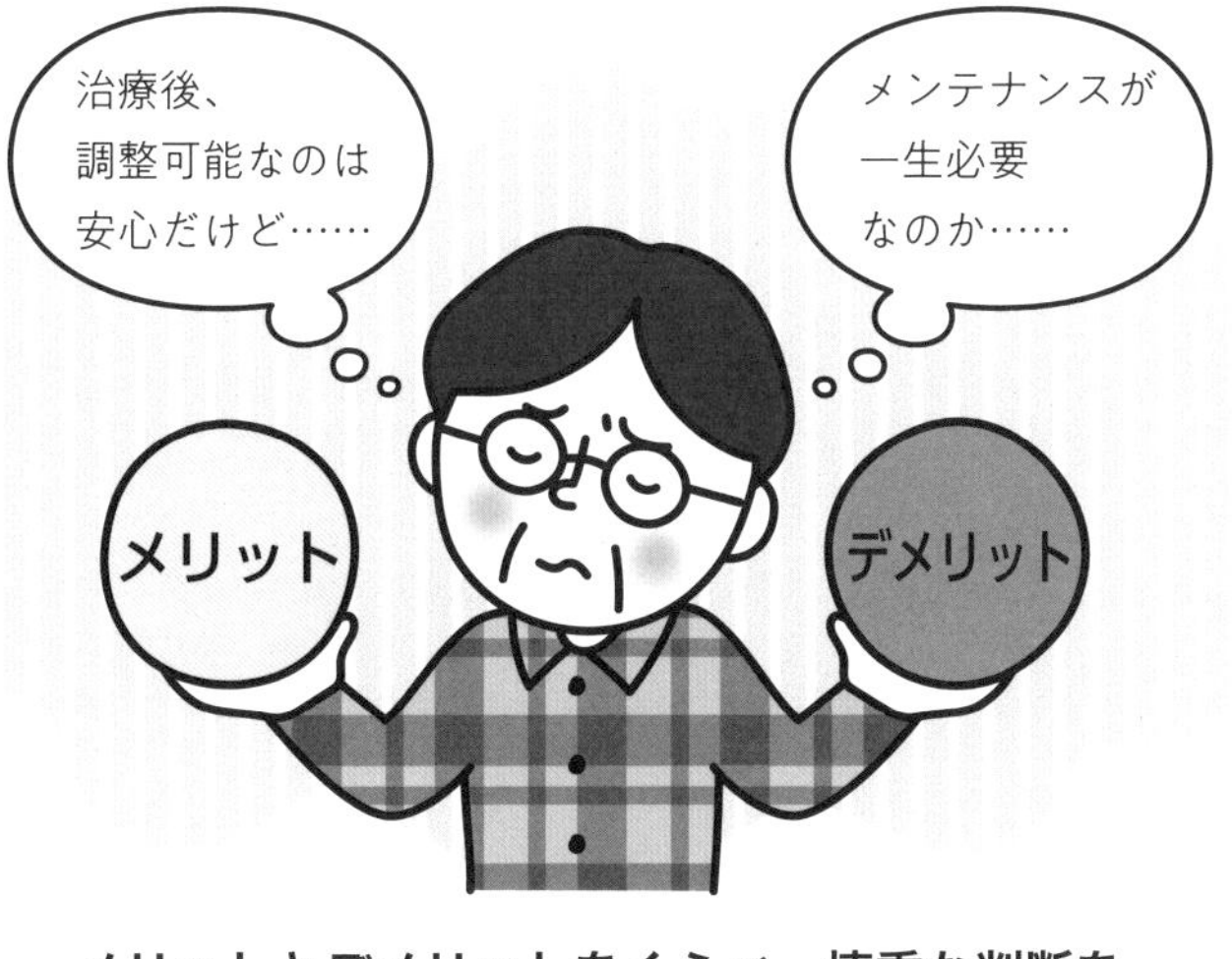

メリットとデメリットをくらべ、慎重な判断を

●熱で固めれば1回の治療で済む

定位脳手術としてよくおこなわれている脳深部刺激療法は、病気を治すというより、症状をコンロールするための方法です。意思に反して起こる運動症状、すなわち不随意運動は慢性的な病気としてコントロールしていけばよいだろうという考え方もありますが、1回の治療でその先ずっとよい状態が続くなら、そのほうがよいのではないか――そんな思いから、私自身は主に熱凝固手術、高周波凝固術を手がけてきました。

高周波凝固術では、脳内の特定部位に直径1㎜の特殊な針（電気プローベ）を正確に刺入し、高周波電流で70℃、30秒ほど熱し、ピンポイントで凝固させます。凝固させたあとは針を抜きとります。ターゲットとした部位を正確に治療できれば、ジストニアやふるえなどの症状は顕著な改善が期待できます。

ただし、熱を加える位置が2～3㎜でもずれると効果がなかったり、麻痺やしびれなど重い副作用が生じたりすることもあります。熱凝固させた部位は破壊され、元には戻せません。

両側とも一度に治療した場合、より深刻な副作用が現れるおそれがあるため、左右どちらかのみの治療とするのが原則です。改善させたい症状が現れている体の部位が右側なら左側、体の部位が左側なら右側の脳の特定部位をターゲットにします。

目的の部位に正確にプローべを刺すために、MRIやCTの画像からコンピュータで目的部位を決め、定位脳手術装置という特別な機械を使って手術をおこなっていくのは脳深部刺激療法と同様ですが、やり直しがきかないため、より難度の高い手術です。

昔の破壊術とは安全性も確実性も異なる

医学の世界に限ったことではないかもしれませんが、一つの考え方が浸透すると、なかなかそこから抜け出せないものです。脳深部刺激療法が定位脳手術の主流になっていた時代に高周波凝固術を始めた私たちは、「熱で脳を焼き切るなんてありえない。過去の危険な破壊術＝凝固術の失敗をくり返す気か」などという批判を浴びてきました。

高周波凝固術

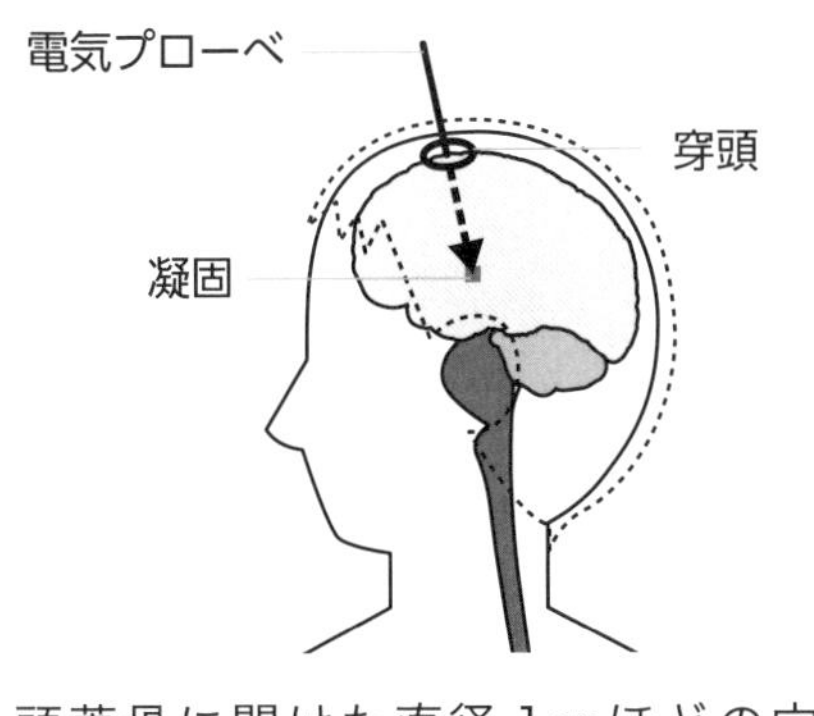

頭蓋骨に開けた直径1㎝ほどの穴から、細い特殊な針（電気プローべ）を刺し入れ、電流を流して焼き固める

しかし、治療法の常識は時代とともに変わりゆくものです。たとえばその昔、「脳卒中が起きた場合は、絶対に動かしてはいけない」といわれていました。「動かしたら死亡する」と、脳卒中を起こした人の搬送を医師が拒否した例すらありました。それが今ではすぐにＩＣＵへと運び込み、必要に応じて緊急手術を行うのが「常識」となっています。

私が学生の頃は、ジストニアという病気が実際にあり、日本にも多くの患者さんがいるなどとは思っていませんでしたが、今では多くの方が治療法を求めて受診されています。「加齢現象だからしかたがない」と思われてきた本態性振戦も、「治せる病気」ととらえられるようになってきています。治療方法だけでなく、病気のとらえ方自体、変遷するのです。

脳内の状態を見るのにレントゲン撮影するしかなかった時代と、ＭＲＩやＣＴではっきり確認できる現代とでは、同じ定位脳手術、同じ「凝固術」であっても、安全性、確実性は大きく違います。

出血などが起きていないかも手術中にチェックできます。また、手術は局所麻酔下でおこなわれます。これは、手術の最中に普段の症状を再現し、それがどのように改善していくか注意深く観察しながら、手術操作を進めていくためです。患者さんと会話をしたり、手足の動きや感触を口頭で確認したりしながら進めていくので、麻痺やしびれなどの副作用は極力避けられるようになっています。

手術中に症状が改善するか確認する

手術台の上に仰向けに寝転び、上体を少し上げた状態で行います。頭にとりつけたフレームは手術台に固定されますので、手術中に不用意に頭が動いてしまうことはありません。手術の傷は、右手の症状を治す場合には左の前頭部、左手の場合には右の前頭部になります。2・5㎝ほど直線状に皮膚を切開します。最近では、私たちの施設では切開する部位の髪の毛を切ったり剃ったりすることなく進めており、手術直後も傷は目立ちません。

頭蓋骨に開ける穴は直径1㎝。穴を開ける際は、歯科治療でドリルを用いるときと似たような音と振動を感じます。局所麻酔をかけてからおこないますので痛くはありません。ドリルが入りすぎて脳に刺さるようなこともありません。

楽器演奏など特定の動きができなくなるジストニア、いわゆるイップスや、ふるえを改善するために手術をする場合には、筆記具や楽器などを持ち込み、手術台の上で、患者さんに字を書いたり演奏をしたりしてもらいます（P157写真参照）。

まずテストとして微弱な電流を標的に照射します。治療のターゲットとなっている視床Vim核、あるいは視床Vo核をピタリと捕捉できると、その場で症状が劇的に改善します。高周波の電流で熱を加えて焼くのは、テスト用の電流で症状の変化を確認してからです。

難易度が極めて高く、かつては朝から夕方までかかっていた手術ですが、今では30分以内に終わるまでになっています。効果は永続的で、予後も良好です。

頭蓋骨の穴は、手術が終わるときにセラミックという材質の人工骨でふさぎ、切開した皮膚を縫合して終了です。

通常、1週間後に抜糸します。抜糸が済むまで入院する患者さんが多いのですが、場合によっては早めに退院し、お住まいの近くの病院で抜糸してもらうということも可能です。穴をふさいだ人工骨は、数ヵ月もすれば自分の骨と強固に癒合(ゆごう)して安定し、たとえばサッカーでヘディングをしたとしても問題ない程度になります。

危険と判断されたら無理はしない

手術で最も危険なのは、視床の部分で出血を起こすことです。これは術者の操作の誤りやミスで起きるものではなく、最善の手術をしていても、ある程度の確率――百分の一～二百分の一程度の確率で生じる不可避なものです。

なにが起こるかは出血の程度によります。しびれや軽い麻痺程度ですむ場合もあれば、寝たきりになったり、命取りになったりするおそれもないとは言い切れません。しかし、そうした事態をまねかないよう、手術を続けるのは危険と判断された場合には、症状の改善が不十分であっても途中で手術を終了しますので、重い後遺症が残るのはきわめてまれです。

手術が問題なく終わり、書字などの動作が改善した場合でも、手術後数日してから、話しにくい、手や足に力が入りにくいという軽い合併症が出現することがあります。これは熱した部分のまわりに浮腫（むくみ）が生じるために起きるもので、時間がたてば改善します。必要に応じてむくみを和らげる薬や点滴で対処していきます。

正確に治療できれば再発はまれ

手術後の効果については、大きく改善したという人が多いのですが、期待したほどではなかったという方も、なかにはいらっしゃいます。直後は手術の効果が非常によかったのに、数ヵ月後に、再び手術前と同じような症状が出てきてしまったという人もいないわけではありません。こうした事態が生じるのは、実際の手術部位が、ターゲットとしていた部位とわずかにずれているためだと考えられます。正確に治療できた場合、再発はまれです。また、再発した場合、凝固させる位置をずらしたうえで、再度手術をおこなうことは可能です。

高周波凝固術の進め方

事前の検査で、治療部位を決定したうえで実施されます。

手術中、書痙の人は字を書く、音楽家の人は楽器を演奏する、本態性振戦の場合は箸やスプーン、コップを持つなど、症状が出やすい動作を再現して、改善ぐあいを確認します。

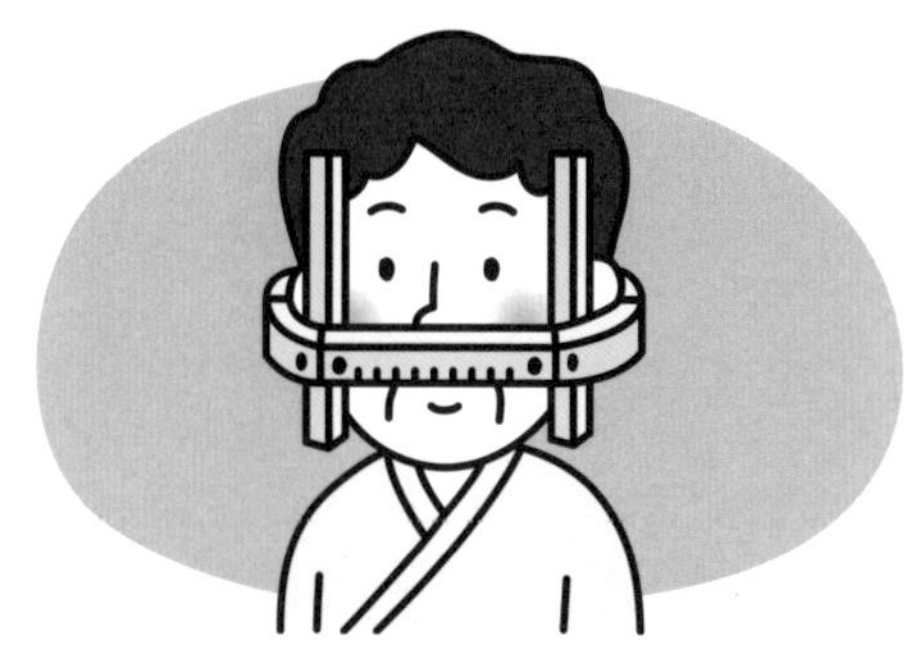

手術当日

❶	病棟の処置室でひたいと後頭部に局所麻酔をして、定位脳手術用のフレームを頭に固定する
❷	車椅子で検査室まで移動し、MRI、CT の検査
❸	手術室へ移動し、手術をおこなう
❹	手術後、確認のため MRI、CT の検査を再度おこなう
❺	頭につけていたフレームを病室で外す

◎通常、手術時間は 30 分程度

◎手術後は翌朝までベッド上で安静を保つ。食事や歩行はそれから

◎手術当日の夜、頭痛がひどい場合は鎮痛薬を使用

手術台の上で……

キーボードを弾く

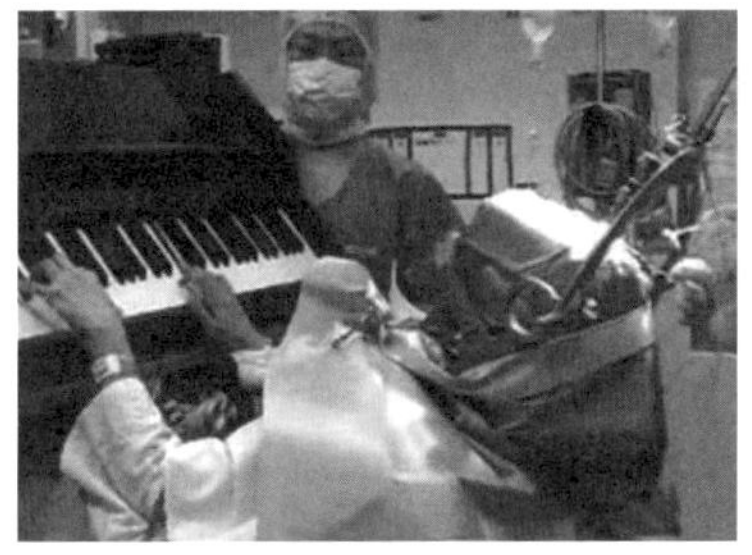

ドライヤーを操作する

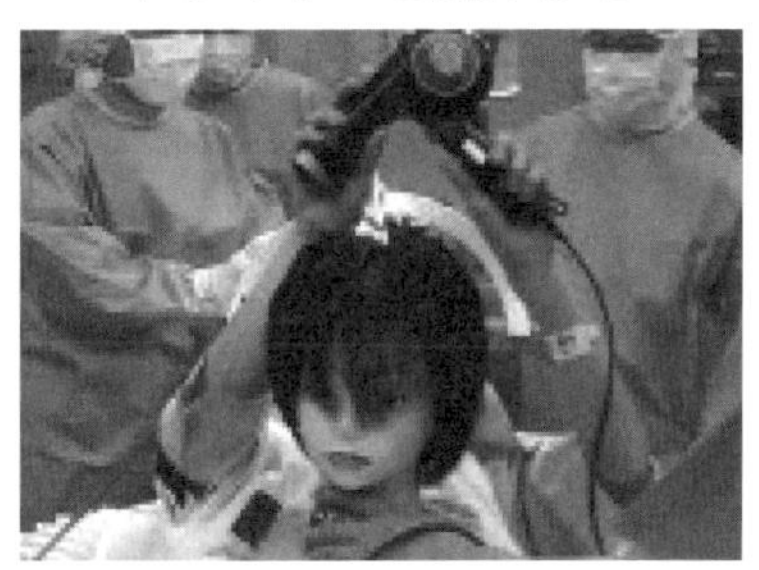

ドラムスティックで
叩く動作をする

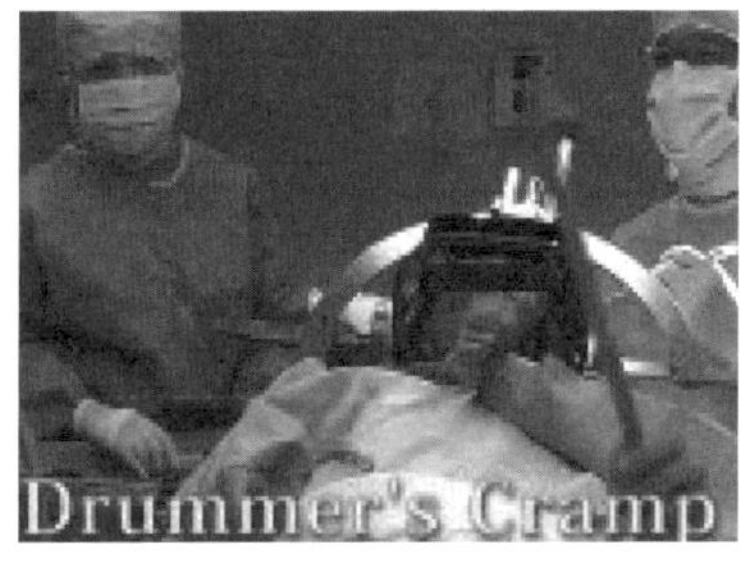

フルートを吹く

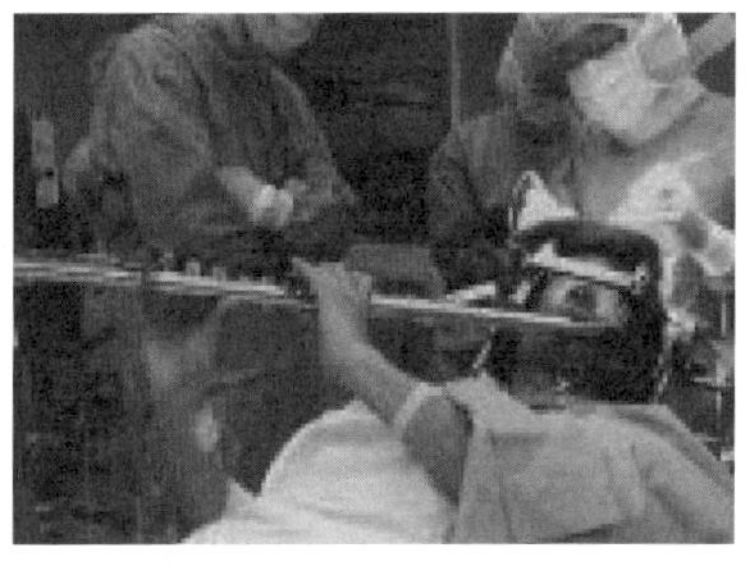

三味線を弾く

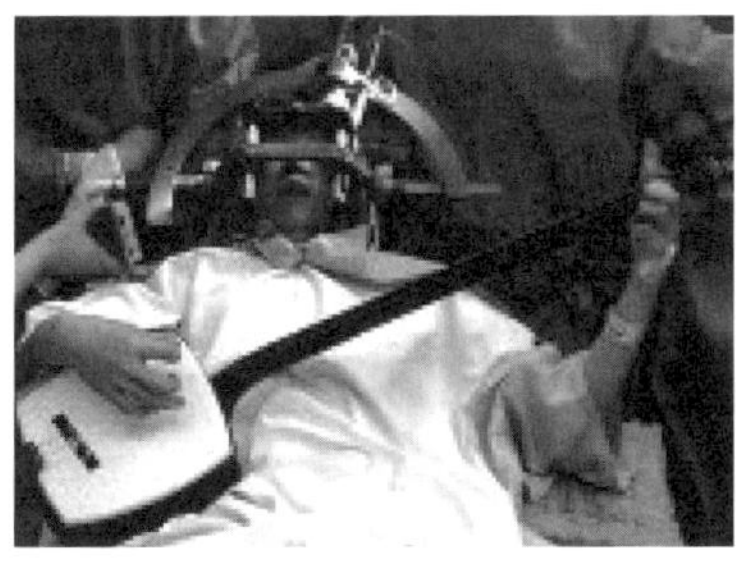

文字を書く

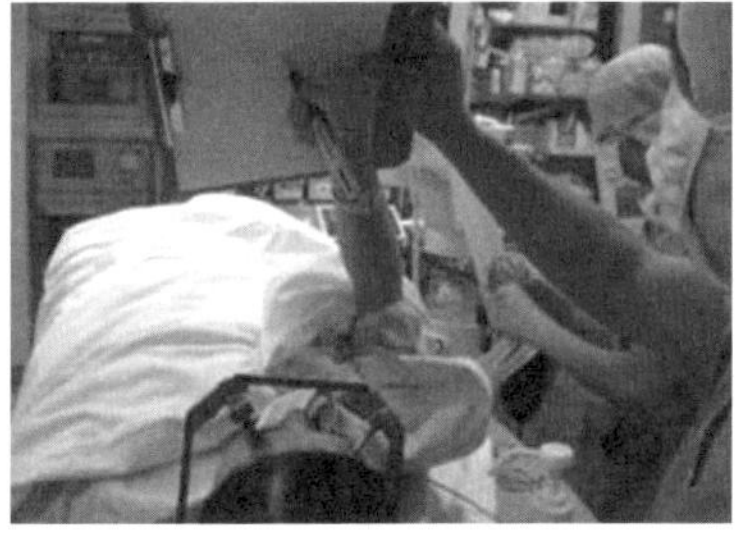

はっきりわからず、手術台の上では「よくなったかもしれない」というくらいでした。ふだん演奏するときの姿勢とは異なっていたうえ、症状をごまかすフォームがくせになっていたことで、改善を実感しにくかったのかもしれません。それでも、先生方には「指の動きが変わりましたね」と言われ、手術は終了しました。

術後、脳のむくみがとれるまでは、手に力が入りにくかったり、軽いしびれや話しづらさなどが出たりすることもあると聞いていましたが、私の場合、そうした症状は不安になるほどなにもありませんでした。先生いわく「患者の中でもダントツで良い状態」だったそうです。

手術の後、自由に演奏できるようになった喜びのあまり毎日練習を積み重ね、今後の計画や目標をせっせと立てていましたが、ふと再発が不安になることも。大きな仕事を引き受けた後に再発したら……もう少し様子を見てから動いたほうがよいのか？　と疑問に思い、先生に質問してみたところ、「再発のほとんどは術後１ヵ月で起こります。今の時点で良好なら、まず問題ありません。どんどん練習してください」とのことで一安心。現在、ジストニア症状は完全になくなり、演奏活動を続けています。

（クラリネット奏者・葛島涼子）

※オフィシャルサイト
https://www.ryokokuzushima.com/

手術体験記

クラリネット奏者として生活していましたが、数年前より演奏の際、左手の小指の動きに違和感を覚えるようになりました。様子を見ているうちに状態は悪化し続け、あるとき急に小指が全く意思通りに動かなくなりました。そして「フォーカルジストニア」と診断されました。

それから約２年、さまざまな治療を試みたり、症状が出ない演奏法を模索したりしてきました。手術で治す方法もあるとは聞いていましたが、後遺症のリスクや開頭することへの不安などがあり、なんとか手術せずに克服したかったのです。しかし、ジストニアの症状はしぶとく、悩み抜いた末、定位脳手術を受けることにしました。

手術でいちばん痛いのは、「手術前、頭を固定するための器具をつけるとき」といわれるようですが、麻酔のおかげでさほど痛みは感じませんでした。手術台に固定され、頭蓋骨に穴を開けるときは「ゴゴゴゴゴ」という音が響き渡ります。全然痛くはないのですが、なんともいえない恐怖感がありました。でも、手術の恐怖はたった数分間。いちばん大切なのは、自分の症状が手術でしっかり治ることです。手術台の上で楽器をもち、症状が出る指の動きをくり返しました。

感覚は微妙なもので、「どうですか？」と聞かれても

●実施可能な医療機関は少ないのが現状

私たちが高周波凝固術、すなわち高周波による熱凝固手術をおこない続けているのは、患者さんの選択肢を減らしたくないという思いからです。とくに、いわゆるイップスのような局所性のジストニアに悩まされている年若い患者さんなどは、これからの長い人生を考えると、1回で済む治療ができる場をなくしてはならないと考えています。

しかし、不随意運動に対する外科的な治療を手がける医療機関は増えても、高周波凝固術に対応できるところはわずかです。なぜなら、安全、確実におこなえるようになってきたとはいえ、高周波凝固術は脳深部刺激療法にくらべて格段に難しい手術だからです。

局所麻酔で行い、患者さんと話をしながら進める手術と聞くと簡単そうに思えるかも知れませんが、効果的かつ安全な手術をおこなうには、非常に高度な技術と深い経験、洗練された手術チームが必要です。

ウィリアム・テルが、息子の頭の上にのせたりんごを矢で射抜いたという話がありますが、それにたとえるなら、高周波凝固術は、一発でさくらんぼに命中させなければならないくらいの非常に高い精度が求められます。そして的は同じさくらんぼでも、命中するまで何度もくり返せる脳深部刺激療法にくらべ、高周波凝固術は、技術の難易度が高くかなりの集中力を要します。手をつけにくい、失敗が怖い治療法のために敬遠する医師が多いのです。

さらにもう一つ、経済的な事情も関係しています。

脳深部刺激療法は一度の治療に数百万円のお金が動きます。

これに対して高周波凝固術は一度治療用の機械を導入すれば、20年以上にわたってその機械を使って手術をおこなえます。装置本体は一千万円以上、プローベ1本数十万円と高額ではありますが、1回ごとの治療にかかるお金の動きは格段に少なくて済みます。低コストで済むならメリットのように思えますが、病院やメーカーの利潤は生まれにくいということでもあります。その結果、ビジネスとしては成り立ちにくい面もあります。

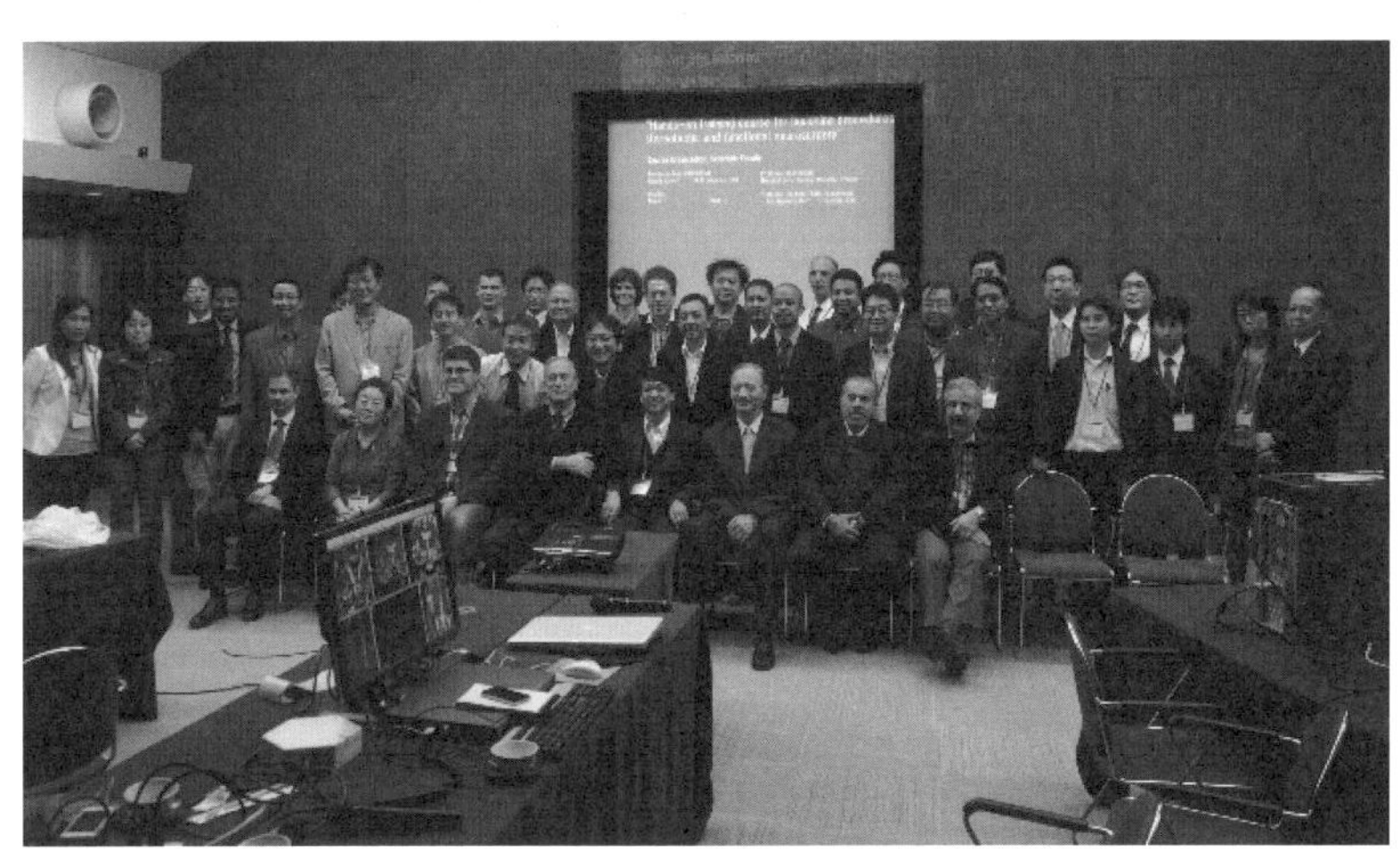

世界中から東京へ集まったベテラン脳神経外科医が、若い世代に凝固術を伝授する2泊3日のトレーニングコースが開かれている

経済効果が不十分な治療のために、あえてリスクを背負ってまで、手術に取り組む病院が出てこないのは当然かもしれません。

治療の成果以外の要因、とくにお金がどれだけ動くかという視点で治療方法が決められていくこと――これは私の専門領域に関わらず、現在の医療の問題点ともいえるでしょう。

日本に限った話ではなく、世界中で同じような傾向にあります。「このままではいけない」と危機感をいだいているのは、私ばかりではありません。そこで近年は、同じように志が高く、危機感をもっている医師が世界中から集まり、合宿形式で若い世代に徹底的に高周波凝固術のノウハウを教える機会をつくっています。合宿形式での指導はたいへんですが、とても意義のある取り組みだと思っています。

新しい治療法、「集束超音波治療」

●超音波を利用して熱凝固させる

不随意運動に対する外科治療として歴史のある定位脳手術に加え、近年は「経頭蓋ＭＲＩ下集束超音波治療（以下、集束超音波治療と表記）」も登場しています。「頭を切らずに行える外科治療」ということで、患者さんからの期待も関心も高い方法です。ただし、「頭蓋骨に穴を開けない」というだけで、脳の特定の部位をターゲットとして、そこを焼き切るという点は、凝固術と同じです。

集束超音波治療では、特定の部位に電極（プローベ）を刺す代わりに、８００～１０００本程度の超音波を一点に集中して照射します。ターゲットとなった部位は温度が上昇し、それにより熱凝固を起こします。患者さんは、１０２４個のエレメント（超音波が出る機械）が付いたヘルメットをかぶり、ＭＲＩの機械の中に横たわるだけ。頭部の皮膚を切ったり、頭蓋骨に穴を開けたりせずに、凝固術に準じる効果を得られます。ただし欠点の一つとして、髪の毛を全部剃る必要がある、ということが挙げられます。

薬物療法で十分に効果が得られない本態性振戦やパーキンソン病によるふるえや、パーキンソン病でみられるふるえ以外の運動症状の緩和を目的にした集束超音波治療は、保険適用が認められています。

局所性ジストニア、いわゆるイップスに関しても、臨床研究は終わっています。2021年の段階ではまだ保険の利用が認められていませんが、今後は適応が拡大されることも期待されています。

●頭蓋骨に穴を開ける必要がない

集束超音波治療は、ターゲットとなる部位を熱凝固させるという意味では、高周波凝固術と同様ですが、頭蓋骨に穴を開ける必要がなく、頭蓋内へ電極を挿入する必要がないのは、やはり最大の利点といえるでしょう。

また、集束超音波治療では、事前のMRIとCT検査に加え、施術中もMRI撮影をおこなっていきます。温度変化や照射部位をリアルタイムで確認しながら治療を進められるのも、今までにない特徴の一つです。

凝固を起こすための脳深部刺激温度は、高周波で熱するより少し低く約59℃。最大温度まで上げる前に、テスト照射をしながら患者さん自身に筆記や演奏などをしてもらい、治療効

集束超音波治療の進め方

事前の検査で、集束超音波治療による治療が可能かどうかを確かめ、治療部位を決定したうえで実施されます。

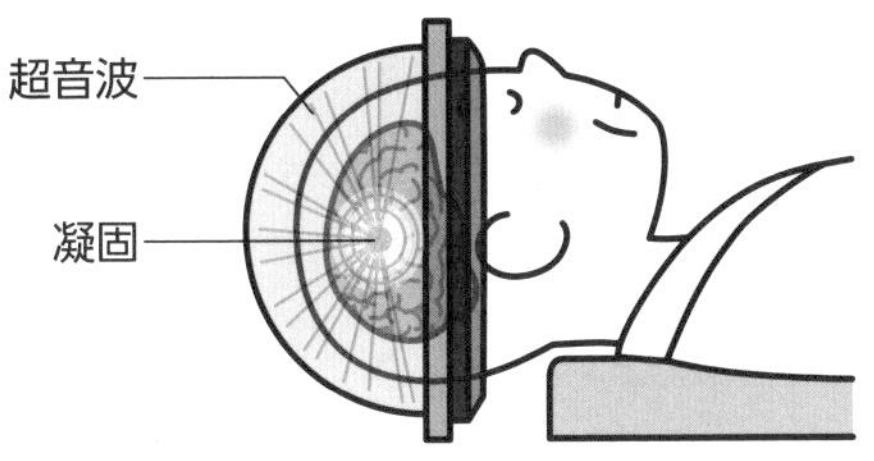

手術当日

❶	髪の毛をすべて剃り、頭部に専用のフレームと集束超音波装置ヘルメットを装着。治療台の上であおむけに横たわり、頭部が動かないように固定される
❷	ヘルメットをつけた状態でMRI装置の中に入り、MRI装置内で温度、凝固部位をリアルタイムにモニターしながら、超音波を照射して凝固させる
❸	治療効果の確認のため、再度MRI検査をおこなう

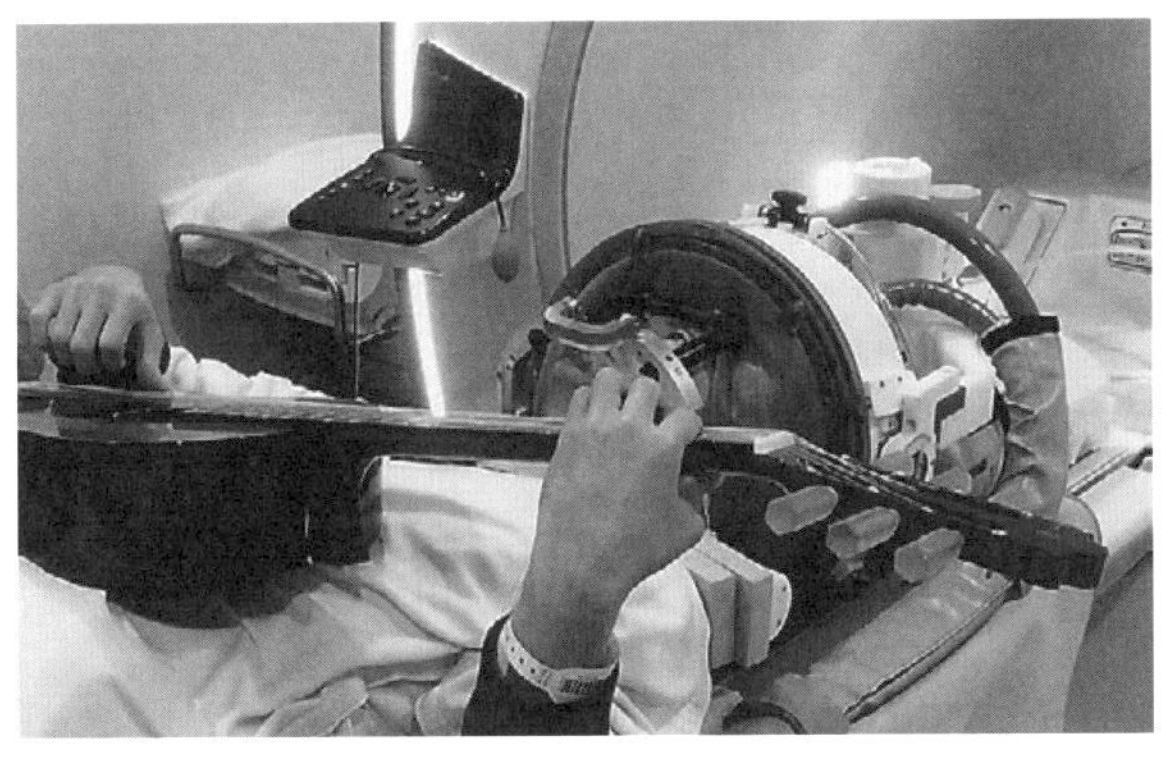

治療台の上で症状を確認しながら治療を進める

果を確認したり、麻痺やしびれなどがないかどうか確かめたりしたうえで凝固させるプロセスは高周波凝固術と似ています。

違うのは、治療効果と副作用の出方をみながら、超音波照射部位を適宜移動させることが可能であるという点です。万が一、麻痺やしびれが生じた場合、高周波凝固術では手術を中止せざるを得ませんが、集束超音波治療の場合、リアルタイムで照射位置の確認が可能であるため、調整が可能なのです。

十分な治療効果を得にくい人もいる

メリットばかりのようにも思えますが、従来の高周波凝固術にくらべ、治療効果が高いというわけではありません。歴史が浅いことから、長期的効果についてはまだはっきりしないところもあります。また、「体の負担が少ない」という点を強調されることが多いのですが、熱凝固させたところは元に戻せないという点は従来の熱凝固術と同様です。両側の凝固術は重篤な後遺症を呈するリスクがあるため、集束超音波による脳凝固術の治療も、保険が適用されるのは片側の治療のみとされていますが、両側ともできるよう、厚生労働省などに要望を出しているところです（2021年現在）。進行性の病気であるパーキンソン病の場合、両側の治療が可能な脳深部刺激療法にくらべると、片側のみの治療では長期的には効果が劣る可能性もあります。

そして注意したいのは、患者さんが希望しても集束超音波治療は難しいと判断されることがある点です。じつは頭蓋骨が厚かったり骨密度が低かったりする場合、超音波が頭蓋骨を透過しにくく、ターゲットとなる部位が有効な温度に到達できないおそれがあります。そのため、日本人ではおよそ4～5人に1人はこの治療法は不向きと判断されます。

また、ターゲットとなる部位が辺縁部、つまり脳の外側に近い位置にあるほど超音波の集束が困難になり、有効温度に到達できないおそれもあります。視床や視床下核は問題ないものの、淡蒼球をターゲットとする場合には、集束超音波治療は不向きと判断されることがあります。

さらに、先にも述べたとおり、集束超音波治療で治療する場合は髪の毛をすべて剃る必要があります。超音波を安全・確実に透過させるための処置ですが、この点をデメリットと感じる患者さんもいらっしゃいます。

こうした問題点はあるものの、頭を切らない、機械を植え込まない、治療中にターゲットの微調整ができるという点は、やはり大きなメリットといえるでしょう。今後、ますます広がっていくことが期待されています。

放射線による「ガンマナイフ治療」

●他の外科治療を受けにくい人の選択肢

ガンマナイフは、脳内の特定の部位に焦点を絞り、半球状に配置された約２００個の線源（コバルト60）からガンマ線を照射するための放射線治療装置です。１本１本のガンマ線は細いビームなので、周囲の正常な組織への影響は少なく、ビームが集中する部位だけをまるでナイフで切り取るように治療できます。

事前にＣＴやＭＲＩを撮影し、照射するターゲットの位置を正しく見定めたうえで、ターゲットとなる部位だけに高いエネルギーの放射線がかかるよう、コンピュータで計算して照射計画を立てます。

頭蓋骨に穴を開ける必要はなく、血管への影響も少ないため、抗凝固療法中や高齢の患者さんなど、手術や集束超音波治療が受けにくい患者さんでも、ガンマナイフなら可能と考えられることがあります。

照射を受けたところは徐々に凝固・壊死(えし)していきます。それにより、治療効果が得られるのは、他の方法と同じです。

ただし、ガンマナイフの治療効果が現れるまでには、最短でも治療後数ヵ月かかります。治療中に症状の変化を確認することはできません。術前に当たりをつけた場所にぴたりと放射線を当てることができても、症状の改善に結びつかないこともないわけではありません。

他の組織への影響は少ないとはいえ皆無とはいえません。何年経っても脳内に嚢胞(のうほう)形成や脳浮腫が現れることもありますし、どのような影響が残るか、未知の部分もあります。

脳腫瘍などには用いられる治療法ですが、機能的な治療に用いられるのはまだ研究段階で、保険適用はありません。全額自費での治療になる点も留意しておく必要があります。

ガンマナイフ治療の様子

専用の金属フレームを装着し、頭部を固定したうえで放射線照射を受けます。

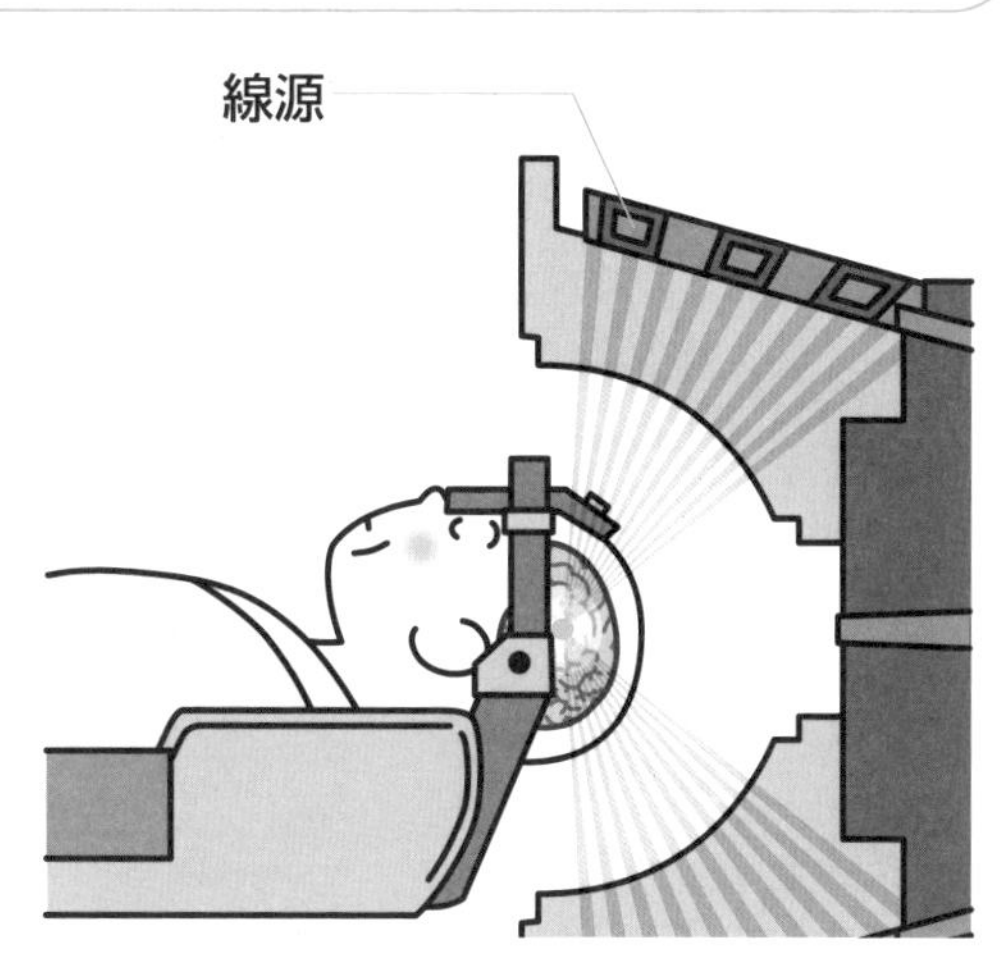

どの方法を選ぶべきか?

●判断のポイント

四種の外科治療についてお話ししてきましたが、自分の場合、どの方法がよいのだろうと考える人も多いでしょう。判断のポイントはいくつか挙げられますが、現実問題として、すべての治療法を受けられる医療機関は限られています。治療法ごとの特徴を知っておき、希望する方法を実施している医療機関を探すというのもよいでしょう。

①全身の状態

抗凝固療法中などで手術や集束超音波治療が受けにくいという状態だが、外科治療を受けたいという場合に可能なのはガンマナイフ治療のみになります。

②両側に症状がある

局所性ジストニアや本態性振戦ではまれですが、両側の手、両側の足を1回の手術で治したいという場合には、脳深部刺激療法がすすめられます。

その他の治療法は、基本的にはまず最初は片側だけに限るのが原則です。反対側の手術を考慮する場合には、少なくとも1年程度の間隔を開けます。かつては両側の手術は危険とされていましたが、最近では安全におこなえるようになってきました。

③頭蓋骨に穴を開けたくない

この場合は、集束超音波治療か、ガンマナイフ治療ということになります。ただし、集束超音波治療の場合、頭蓋骨の性状を調べて治療可能と判断された場合のみ、受けられます。

④髪の毛を全部剃るのは嫌だ

集束超音波治療は全剃毛(ていもう)が必要なので、髪の毛を剃りたくないのであれば対象外となります。その他の方法も部分剃毛とする施設が大半ですが、私たちの施設では剃毛はしていません。

⑤費用を抑えたい

保険適用がある治療に関しては、高額療養費の限度額内の自己負担で受けられます。ふるえ（パーキンソン病と本態性振戦）の場合、ガンマナイフ治療以外は、健康保険の対象になります。局所性ジストニアは、集束超音波治療も保険適用が認められていません。

それぞれの治療法の特徴を一覧表にまとめましたので、参考になさってください。医師の意見も聞きながら、納得できる治療法を選び、症状の改善につなげていきましょう。

脳深部刺激療法（DBS）	ガンマナイフ治療（GK）
1990年代	1990年代
○	×
○	×
○	×
約2週間	2泊
多くは局所麻酔。ときに全身麻酔	局所麻酔
2.5時間	1時間
外来で数ヵ月調整	3～6ヵ月以降
前頭部に2cm程度 前胸部に4cm程度 後頸部に1cm程度	なし
ペースメーカー様機器・電極	なし
両側	片側
頭蓋内出血、頭痛、麻痺、 感覚障害、構音障害、 機器の故障、機器の感染など	感覚障害、麻痺など、 長期経過後の未知の副作用
部分剃毛	剃毛なし
効かなくなることがある	無効例あり
激しい運動、MRI、 ペースメーカーなどは避ける	制限なし
一度に両側の治療が可能。調整可能	開頭せずに済む
機器のトラブル、一定期間ごとに刺激装置の交換が必要。生活の制限があることなど	放射線被曝
多い	わずか

外科的治療法の比較

		集束超音波治療（FUS）	高周波凝固術（RF）
日本への導入		2016年	1950年代
保険適用	パーキンソン病	○	○
	本態性振戦	○	○
	ジストニア	×	○
入院期間		2泊	約1週間
麻酔		局所麻酔	局所麻酔
治療時間		2～3時間	30分～1時間
効果発現		直後から	直後から
皮膚切開		なし	前頭部に2cm程度
体内植え込み機器		なし	なし
治療対象部位		片側	片側
リスク		頭蓋内出血、頭痛、麻痺、感覚障害、構音障害など。大半は一時的	
髪の毛の処置		完全な全剃毛	剃毛なし
効果		再発・無効例あり	再発例はまれ
治療後の生活		制限なし	制限なし
利点		開頭せずに済む	効果が高い
欠点		頭蓋骨の性状により治療対象にならない場合がある。全剃毛が必要	医師側の問題として、治療に熟練を要する
実施施設		少ないが今後増加？	少ない

あとがき

～「治らない病気」に適切な診断、適切な治療を～

脳外科医になって1ヵ月も経たない頃、数十年にわたって右手のジストニアに苦しんでいるバイオリニストの患者さんが平先生の手術を受けるために入院されてきました。プロの音楽家であったその患者さんの悩み、苦しみは筆舌に尽くしがたいことだったでしょう。

音楽を生業とする音楽家は、誰もが一生のほとんどすべてを音楽に捧げてきています。人生を音楽に捧げてきた音楽家から、音楽を奪ってしまうジストニアという病気は、本当に残酷な病気です。

手術時患者さんにバイオリンを弾いてもらい、ジストニア症状を確認しながら手術を進めていく平先生を半ば懐疑的に見ていました。手術中のある時から、バイオリンを弾く右手の動きに変化が現れ始めました。ジストニア症状が緩和されていくことに患者さんはとても驚いていました。それを見ていた私は、雷に打たれたような衝撃を受けました。手術前とは劇的に異なるバイオリンの音色は、音楽に素人の私でもわかるものでした。その後、患者さんは仕事にも復帰され、作曲や編曲だけでなく演奏家としても熱心に活動されています。

患者さんのジストニア症状が良くなったことと同じくらいに驚いたのが、この手術が世界でただ一人、平先生によってしかおこなわれていないということでした。

ジストニアに苦しむ患者さんは音楽家だけではありません。この本でも紹介されているように、アスリートにもジストニアは生じるのです。

ところが、世界中の文献を読んでも、ジストニアは「治らない病気」であり、「一度ジストニアになるとプロとしてのキャリアを断たれてしまう」ということばかりが書かれています。アスリートに生じるジストニアは、イップスという精神的な問題として扱われています。多くのアスリートや音楽家がジストニアによって職業生命を断たれてきました。残念ながら、プロフェッショナルスポーツの世界でもいまだにイップスを医学的に診断せず、メンタルトレーニングなどによる対処が横行しています。適切な診断のもとに適切な治療がおこなわれなければ「治る」ことはありません。

本書は、法研の市田花子様、オフィス201の柳井亜紀様のご尽力のお蔭で、難解なジストニアやイップスの病態や治療について、とてもわかりやすく仕上がっております。心より感謝申し上げます。

本書によって、一人でも多くの方が正しく病気と向き合うことができるよう願っております。また、私達は、一人でも多くの患者さんの力になれるよう、これからも研究を続けていきたいと思います。

2021年7月　堀澤 士朗

■著者
平　孝臣（たいら たかおみ）
医師、医学博士、東京女子医科大学脳神経外科臨床教授・機能性脳外科部門・部門長
1982年神戸大学医学部卒。同年東京女子医科大学脳神経外科、1988年よりイギリスバーミンガム大学留学、1991年よりオランダアムステルダム大学研究員を経て2012年より現職。鹿児島大学医学部非常勤講師（兼任）。
日本脳神経外科学会評議員、日本定位・機能神経外科学会理事長、日本疼痛学会評議員、日本脊髄障害医学会評議員、日本医学教育学会評議員、国際定位機能神経外科学会会長、英国医師免許、厚生省外国医師臨床修練指導医。

堀澤士朗（ほりさわ しろう）
医師、東京女子医科大学脳神経外科助教
2008年東海大学医学部卒。2010年より東京女子医科大学脳神経外科後期臨床研修医、2015年より現職。日本定位・機能神経外科学会評議員、国際定位・機能神経外科学会理事。2012年Young traveler award（日独脳神経外科学会）、2013年 Best clinical poster award（国際定位機能神経外科学会）、2019年 The Bakay award（国際定位機能神経外科学会）、2019年 脳神経外科学会奨励賞（日本脳神経外科学会）受賞。

そのふるえ・イップス 心因性ではありません
本態性振戦・局所性ジストニアのしくみと治療

令和3年8月24日　第1刷発行

著　　者　平 孝臣／堀澤士朗
発 行 者　東島俊一
発 行 所　株式会社 法 研
〒104-8104　東京都中央区銀座1-10-1
電話 03-3562-3611（代表）
http://www.sociohealth.co.jp
印刷・製本　研友社印刷株式会社

0101

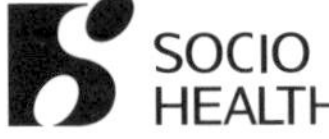

小社は㈱法研を核に「SOCIO HEALTH GROUP」を構成し、相互のネットワークにより、〝社会保障及び健康に関する情報の社会的価値創造〟を事業領域としています。その一環としての小社の出版事業にご注目ください。

©Takaomi Taira, Shiro Horisawa 2021 printed in Japan
ISBN 978-4-86513-826-9 C0077　定価はカバーに表示してあります。
乱丁本・落丁本は小社出版事業課あてにお送りください。
送料小社負担にてお取り替えいたします。

JCOPY 〈出版者著作権管理機構 委託出版物〉
本書の無断複製は著作権法上での例外を除き禁じられています。複製される場合は、そのつど事前に、出版者著作権管理機構（電話 03-5244-5088、FAX 03-5244-5089、e-mail: info@jcopy.or.jp）の許諾を得てください。